医者が実践した

成功する脳のつくりかた

――認知力・受験から発想力まで

医学博士
星野泰三 著

青月社

推薦のことば

成功脳とは自己実現の道をひた走り免疫力を高める脳のことだったのだ。

帯津三敬病院 名誉院長
帯津 良一

えっ！　免疫学が専門の星野先生が、なぜ脳の本なの？　と、初めてこの本のゲラを手にした時は訝《いぶか》しんだものです。

しかし、読み進むうちに、先生が脳に関しても専門家はだしであることがわかってきました。しかも微笑ましくは、少年の頃の先生は勉強が大嫌い。大好きなことはワクワクするようなたのしいこと。特にイタズラにかけては天才的で、始終周囲を驚かせていたというのですから、思わずわが膝を打ったものです。

また幼稚園の頃からテレビの洋画劇場のファンだったというのですからうれしくなります。洋画劇場といえば、解説は淀川長治《よどがわながはる》さん。彼はある年令から、今日は人生最後の日と思って暮らしていたといいます。これが最後の日と思ったら、何がなんでも頑張って生きようと思います。こんなかけがえのない一日をいい加減に過ごすわけにはいきません。

ときめきのチャンスは決して逃さないでしょう。その淀川さんの心根を幼い星野先生は感じ取っていたのではないでしょうか。だからこそ映画『カサブランカ』に惹かれたのでしょう。

カサブランカは北アフリカはモロッコの港町。時は第二次大戦下の１９４２年。リック（ハンフリー・ボガート）の経営するナイトクラブに、昔の恋人イルガ（イングリッド・バーグマン）が現在の夫と連れ立って入ってくる。演奏をしていたサム（ドゥーリイ・ウィルソン）が、突然、二人の想い出の曲「時の過ぎゆくままに」を弾き出す。心ときめく感動のシーンです。

この心のときめきこそ、免疫力や自然治癒力を向上させる最大の要因であるということを、半世紀を超えるがん治療の現場での経験のなかで会得したのはいつの頃のことだったでしょうか。

H・ベルクソンによれば、生命の躍動が起こって内なる生命場のエネルギーが外にあふれ出ると、私たちは歓喜に包まれる。そしてこの歓喜はただの快楽ではなく、そこにはかならず創造を伴っている。

何を創造するのか。自己の力をもって自己を創造するのである。なんと、歓喜に終わりなき自己実現の道が内蔵されているのだ。心のときめきで免疫力や自然治癒力が向上する理由はここにあったのである。

そうか、星野先生のいう成功脳とは、自己実現の道をひた走り、免疫力を高める脳のことだったのだ。これぞ呵呵大笑《かかたいしょう》！　一切が氷解したのである。

はじめに

科学の力と不屈の意欲で成功脳を得る

星野　泰三

脳には、成功する脳と成功しない脳があります。

前者は仕事でも私生活でも成功をおさめやすく、後者はなかなか成功をつかむことができない脳です。

こう言うと「自分はどっちなのだろう？　もし成功しない脳だったら……」と心配する方もいらっしゃるかもしれません。

でも、大丈夫です。

なぜなら、成功する脳もしない脳も、決して先天的なものではないからです。その人が、物事をどのように捉え、どのような行動を起こすかで、それは変わってくるものなのです。

認知力バッチリの成功脳は、自分次第でつくることができるのです。

本書はズバリ、「いくつになっても成功する脳のつくり方」を書いた本であり、それは認知力と発想力を高めるために、ブレインスパークをはじめ私自身が実践してきた方法です。

これまでの常識、これまでの自分にとらわれることなく、まずは認知力を高め、脳を耕してみてください。

私は、小さい頃から勉強が大嫌いでした。

そのくせ、「大きくなったら偉くなりたい、絶対に偉くなるんだ！」と思っていましたから、妙な自信だけはあったのかもしれません。

幼稚園は、いわゆる「お受験系幼稚園」。朝、園に入ったら、すぐにドリルで勉強。おゆうぎや体操の時間もありましたが、やるのは小学校入試に役立つようなことばかりでした。

ところが、私はそういうことが、からきしダメ。他の子たちのように、どうも一生懸命になれないのです。面白くないこと、興味のないことは、一切やらない。これが、幼い「泰三くん」の信念だったのです。先ほど、勉強が嫌いだったと言いましたが、それも同じ理由から。もう一つは、人と同じことをするのが苦痛だったということもあります。

幼稚園から帰って一番楽しみだったのが、テレビの洋画劇場を観ることでした。『カサブランカ』や『欲望という名の電車』などを観ていたのですから、相当ませた子どもだったと思います。そんなふうでしたから、みんなと一緒におゆうぎなんて、バカバカしくてやっていられない。人と同じ勉強をしても効率が悪いだけで、自分にとってあまりメリットがない。そうじゃなくて、人と違うことをしたい。いつもそう思っていました。

小学校入試は、今は独創性も重視されていますが、当時は協調性のほうがより求められた時代でしたから、皆と歩調を合わせられない私は、ある意味「問題児」なわけです。「なんで泰三ちゃんは、みんなと同じようにやらないの？」と先生には言われ、私のイタズラのせいで、親は毎日のように呼び出されていました。

大好きなことは、ワクワクするような楽しいこと。特にイタズラにかけては天才的で、しょっちゅうみんなを驚かせていました。

例えば、こんなことがありました。幼稚園はキリスト教系だったので、礼拝堂がありました。その礼拝堂は普段は扉が閉まっているのですが、そこに小さな穴があいていました。私はその穴を指して、「みんな見てごらんよ。ここから幽霊が見えるよ」と、もっともらしく言ったのです。すると皆、怖がってしまって、朝のお祈りの時間に礼拝堂に入ろうとしません。それでまた、親が呼び出されたのは、言うまでもありません。

叱られるのはわかっていましたが、イタズラで皆が驚いたように、自分がしたことで他の人が影響を受けるのはとても快感で、次はどんなことをしようかと、常に知恵を絞っていたように思います。が、さすがに、友達も先生も、「またか」という感じで、だんだん信じてもらえなくなりましたが……。

もう一つ最たる例としては、「骨を砂場に埋めた」イタズラがあります（骨といっても豚の骨ですから安心してください）。実は、これは五十年たった今、初めて明かす話です。

そもそも砂遊びなど、まったくしなかった私ですが、あるとき「ここにもし人の骨が埋まっていたら、相当大騒ぎになるんじゃないか」と、ふと思ったのです。

そこで、祖母にお使いを頼まれて近所の肉屋に行ったとき、骨をもらうことにしました。そのとき私が考えたのは、「鳥の骨ではすぐばれてしまうし、牛の骨では大きすぎるし、そうだ!! 豚の骨にしよう」ということ。

そして、店のご主人に、「おじさん、豚の骨くれない？」。すると、「何に使うの？」と店主。私はとっさに、「何か、おばあちゃんがスープをとるんだって」と答えました。店主は納得したようで、「それでどこの部位がいいの？」と訊いてきます。私は、頭骨や豚足は人間と全然ちがうから…と考えを巡らせて、「腿のところをちょうだい」と言いました。腿だったら、人間の骨に似ていると思ったのです。今でも、よく4歳の子がそんなこと考えたものだと思います。

もらった豚の骨は、しばらく我が家の庭に埋めておきました。そのほうが人の白骨のように見えると思ったからです。何日かして、それを掘り返し、朝早く幼稚園の砂場に持って行き、埋めました。そうしたら案の定の大騒ぎ。その後、どういう経緯で収束したのかはわかりませんが、私がやったということはバレなかったようです。その証拠に、親が幼稚園の先生に呼び出された覚えもありませんし、それに関して親から叱られた覚えもありません。

こんなイタズラは、決して褒められたものではありませんが、もし私が、みんなと一緒に、素直におゆうぎをやっているような子どもだったら、こういう発想はしないと思うのです。

人と違うことを大胆にやる。そういうことで、「成功する脳」が育っていくのだと思うのです。

先日、不幸にも同級生が亡くなって、葬儀に行ってまいりました。40年ぶりにお会いした、その彼のお母さんは、「星野くん、やっぱり来てくれたのね。お医者さんになって、立派になって」。と、そこまではよかったのですが、「そういえば星野くんは、小学校の頃はあんまり勉強しなかったわね」。小学校までの私は、それほどまでに勉強嫌いだったのです。

ですから、親は心配して、家庭教師をつけてくれたりしたのですが、その家庭教師は、あまりに勉強をしない私に呆れて、すぐ辞めることに。だから何人家庭教師が変わったのか、覚えていないくらいです。

小学5年生の夏休み、大好きな家庭教師から「星野くん、今度こそ宿題やらなかったら、ぼく先生を辞めるよ」と言い渡されたことがあります。その宿題とは、1週間のうちに『十五少年漂流記』を読んで感想文を書く、というものでした。先生が辞めたら寂しいと思って、一応、本を読み始めたには読み始めたのですが、ちょっと読んだら、もう全然面白くなくてお手上げ状態になってしまいました。

考えてみれば、幼稚園で『カサブランカ』を観ていたような子どもですから、面白いわけがないのです（逆に今だったら面白いと思うのですが）。

それでも何とか読もうと、気分転換のために小石川植物園に行って、寝転がって読んでみました。でも、バカバカしく思えて、やはり読めない。それで今度は「夜に読もう」と思うのですが、結局読めずに、朝になってしまいました。

朝の10時頃、先生がやってきました。そして、「やっぱり、やらなかったね」と、寂しそうに帰っていったのを今でも鮮明に覚えています。

思えば、これまで私は、興味のあること、ワクワクドキドキするような楽しいことを選ぶことで、勉強や仕事に臨んできました。遊び心をもって発想することで、誰も考えつかないような新しいことが生まれるのだと思います。

子どもの頃、いくら先生に叱られても勉強しなかったのは、反抗ではなく、「**興味のないことはやらない**」という私の信念です。やりたくないのに我慢してやることは、決していいことだとは思いません。

さらに、**楽観的であることも大事**なことです。私は、嫌なことがあっても、「すぐ忘れる」のが得意です。それと、「よく眠る」ことも得意です。普通、大好きな先生が学校を辞めてしまうと思うと、心配で眠れないものですが、私はグースカ寝てしまいます。ですから、クヨクヨしたりすることもありません。

私の今の状況が「認知力バッチリの成功」といえるなら、それはやはり、こうしたことの積み重ねの結果だと思います。そして、それが私流の成功する脳のつくり方ではないかと思うのです。

ペコペコイエスマンを続けて、上司に気に入られて、社長に登りつめても、ちょっと頼りないです。

これからの時代に求められるのは、自分の個性を貫くこと、ひるむことなく、どんな人とでもタイトな対等にコミュニケーションをとることと思います。

米倉涼子の「ドクターX」、松本潤の「99・9 刑事専門弁護士」のような負けない、ブレない、強いキャラクターが必要とされます。

第1章　生きる力をグンと高める「成功脳」の基礎知識

第2章

あなたの脳を「癒やす」「強くする」ために必要なこと

第3章 脳力アップで「生きやすく」なる、「できる人」になれる！

第4章 すぐに、カンタンに、誰にでもできる！ 「脳トレ」実践塾

第5章 最先端医学の挑戦！「成功脳」への最短ルート

あとがき

第1章

生きる力を
グンと高める
「成功脳」の基礎知識

section 1

成功脳のカギを握る「右脳」「左脳」「小脳」

脳のしくみ・機能

まずはじめに、人間の脳の仕組みと機能を、左ページの図を見ながら、おさらいしてみましょう。

私たちの脳は、大脳（終脳《しゅうのう》）、脳幹（間脳、中脳、橋《きょう》、延髄《えんずい》）、小脳に分けられます。人間は大脳が特に発達しており、脳全体の8割を占めています。

大脳の表面には大脳皮質という神経細胞の細胞体があり、新しい皮質（大脳新皮質）と古い皮質（古皮質や原皮質）に分類されます。

古い皮質は生存の欲求に関わる部位で、睡眠欲、食欲、排泄欲といった個体保存の欲求、性欲のような種族保存の欲求、恐怖や怒りなど情動の中枢があります。

新皮質は、動物の進化の過程で出現してきた部分で、記憶や知能、精神作用などを司ります。人間の場合、皮質の9割以上がこの新皮質で、これこそが「人間の人間たるゆえん」といえます。

大脳新皮質は、①前頭葉、②頭頂葉、③側頭葉、④後頭葉に分けられ、他にも運動野《や》、感覚野、視覚野、味覚野、臭覚野、言語野、前頭連合野、後頭連合野、頭頂連合野、側頭連合野、運動連合野などの領域があります。

大脳新皮質 ①前頭葉

前頭葉は、皮質の容積の3割を占める最も大きな部位です。

思考や判断の中心的な役割を担っている眼窩《がんか》前頭皮質や、前頭連合野、前頭眼野、運動連合野、運動野、ブローカ野などが存在し、話す、書くなどの言語活動

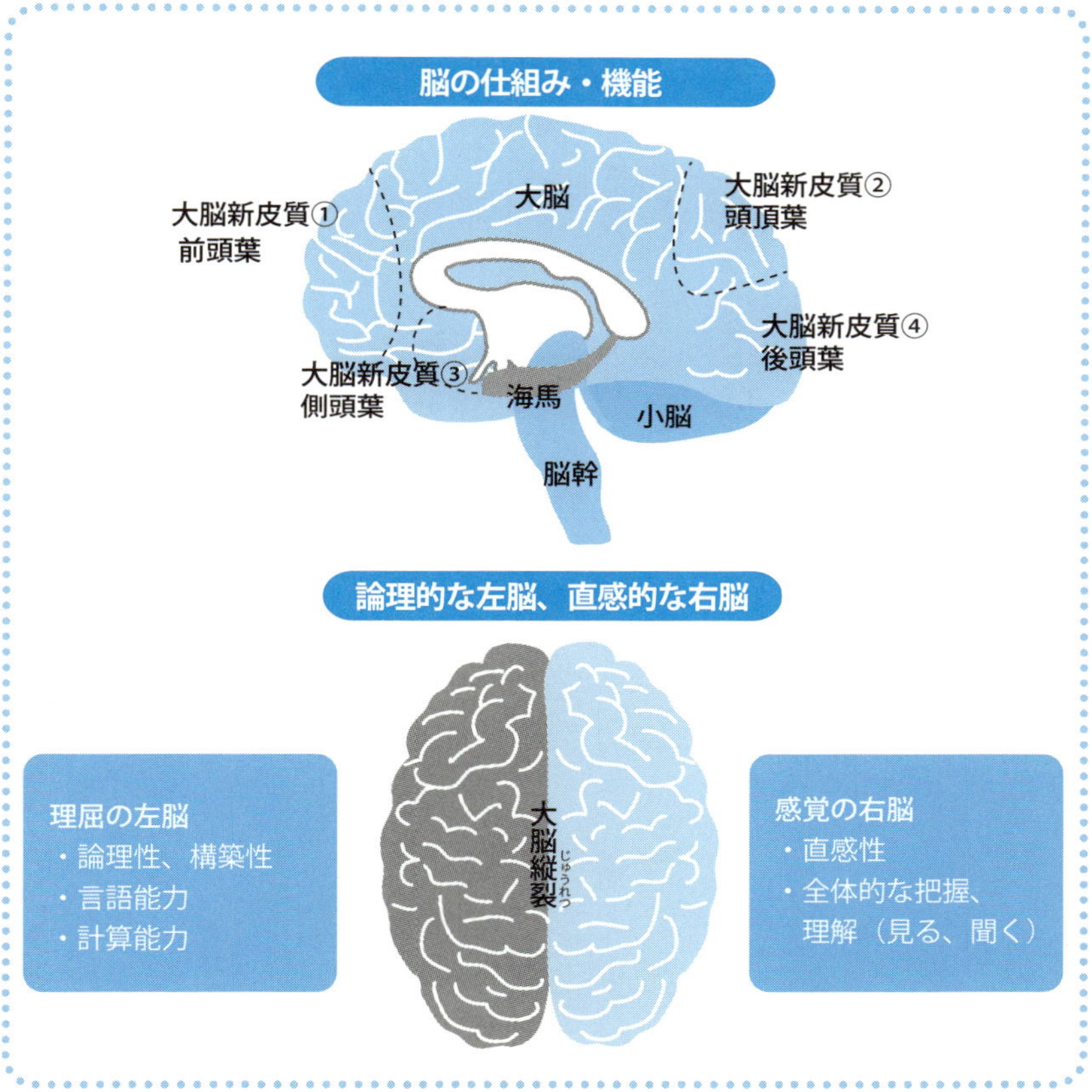

や、さまざまな運動、精神活動を司っています。

また、頭頂葉、側頭葉、後頭葉が理解した外界の情報に対して意思決定を行い、外界に働きかけるのも前頭葉の役目です。

大脳新皮質　②頭頂葉

頭頂葉には体性感覚野、頭頂連合野、味覚野などがあります。

体性感覚野は、皮膚感覚や深部感覚を司る箇所で、熱い、痛いなどの感覚を知覚神経を通じて判断します。頭頂連合野は、視覚、感覚、言語の情報統合や、空間や時間の正しい把握・認識を司っています。

大脳新皮質　③側頭葉

聴覚野、側頭連合野、ウェルニッケ野などがあり、聴覚情報の受け取りや、視覚、聴覚、色、形、音の認識、言葉の理解に密接に関わっています。

前出の前頭葉はブローカ野によって、主に自分から発する場合のアウトプットの言語処理を行います。側頭葉のウェルニッケ野は、聞いたり読んだりして理解する、インプットの言語中枢です。

大脳新皮質　④後頭葉

頭蓋内の後方に位置し、4つの大脳葉で最も小さいのが後頭葉です。視覚野、視覚連合野があり、視覚の情報処理が行われます。

論理的な左脳、直感的な右脳

大脳は、前頭部から後頭部に走る大脳縦裂《じゅうれつ》という溝で、右脳と左脳の2つの半球に分けられます。

一般に「左脳は理屈、右脳は感覚」などといわれます。

左脳は物事を構築する論理的思考を持ち、言葉を話したり書いたりする言語能力や計算力にすぐれています。

右脳が得意とするのは、視覚情報の全体的な理解や空間内の操作機能です。メロディーを把握する能力にも秀でています。俗に「天才脳」とも呼ばれています。

すぐれた右脳の持ち主は、論理的思考をスキップして答えを導き出し、大量のデータを直感的に処理できるので、誰も思いつかないような発想でビジネスを成功させることもあります。

私自身を振り返ってみても、調子がいいな、乗っているなというときは、右脳の働きが強くなっていることが多いように思います。

逆に、万全ではないときは、どちらかというと左脳をよく使っています。過去の事例を見ながら、よく考えて、計算して、解答を導き出します。

もともと私は、物事を地道にコツコツやるのが苦手です。感性や感情で物事を決めるタイプです。左脳が鍛えられたのは受験勉強の賜物かもしれません。

「成功する脳」のつくりかた

大きな事業に挑むときは、圧倒的に右脳力が重要だと思います。

しかし、右脳だけではどこかで破綻してしまいますから、バランスが大事だと思います。両方の脳を鍛えることが、「成功脳」をつくるために必要なのです。

近年、小脳の学習機能が注目されています。

小脳は、主に運動を司る脳です。平衡感覚の情報を集め、筋肉のバランスを保ちながら動きや姿勢をコントロールしています。体操や水泳などを練習して、どんどん上達していくのは、この小脳の働きによるものです。

さらに、小脳の端の部分は大脳の前頭葉とつながって、認知機能に関わっています。つまり、運動だけでなく、思考を熟練させることや、専門的な知識・ものの考え方を獲得すること、さらには「ひらめき」も、小脳の働きによるものだと考えられているのです。

ですから、適度に体を動かして小脳を鍛えると、勉強にも良い影響があります。前頭葉だけではバランスが良いとはいえません。

私は、医師国家試験の1年前の3月から受験の準備を始めて、多いときは1日14~16時間くらい勉強しました。ただし、必ず45分ごとに15分の休憩を入れました。そのうち5~10分くらいは、剣道の素振りを軽くしていたものです。

当時は、小脳が運動と学習機能に関係していることなど知りませんでしたが、体を動かすことで気分転換になったし、勉強の集中力も高められた気がします。

圧倒的な発想力、ひらめきには、やはり小脳の存在は欠かせません。インナーマッスルも含め、全身をダイナミックに使いながら脳を鍛えることが大切です。

section 2-a

脳はこうして五感を受け取り、判断する

「五感」が脳に伝わるまで

私たちは、外界の情報を入手するために五感（視覚、聴覚、味覚、触覚、臭覚）を駆使します。私たちは通常、五感からの情報をもとにして、物事を考えているわけです。

ですから、五感はいわば脳にとっての「入力装置」です。脳はその情報を認識、処理している「処理装置」です。

五感が脳に伝わるまでの仕組みを簡単に説明しましょう。

まず視覚です。「ものを見る」というのは、ものの色や形を光の情報として取り入れるということです。その光の一群（反射光）は角膜を通り抜け、瞳孔《どうこう》を経て水晶体を通り、眼球の奥にある網膜《もうまく》で焦点を結びます。

そして、網膜が受け取った光の情報は、2種類の視細胞で電気信号に変えられ、視神経を介して脳に送られます。送られた情報は、後頭葉にある視覚野と視覚連合野で処理され、ここで初めて「見たものを知覚する」というわけです。

聴覚ならば、耳から入ってきた音が、まず蝸牛《かぎゅう》で電気信号に変換され、延髄、橋、中脳を経て大脳の聴覚野へ伝えられます。

味覚ならば、舌にある味蕾《みらい》という組織が最初に感知し、特定の神経回路を通って、延髄、視床を経て大脳の味覚野へ伝えられます。

触覚も、末端の受容器に刺激を受けると、特定の神経回路を通って、最終的に大脳の感覚野に伝えられます。触れたものが柔らかい、硬いなどということは、こうして感じられます。

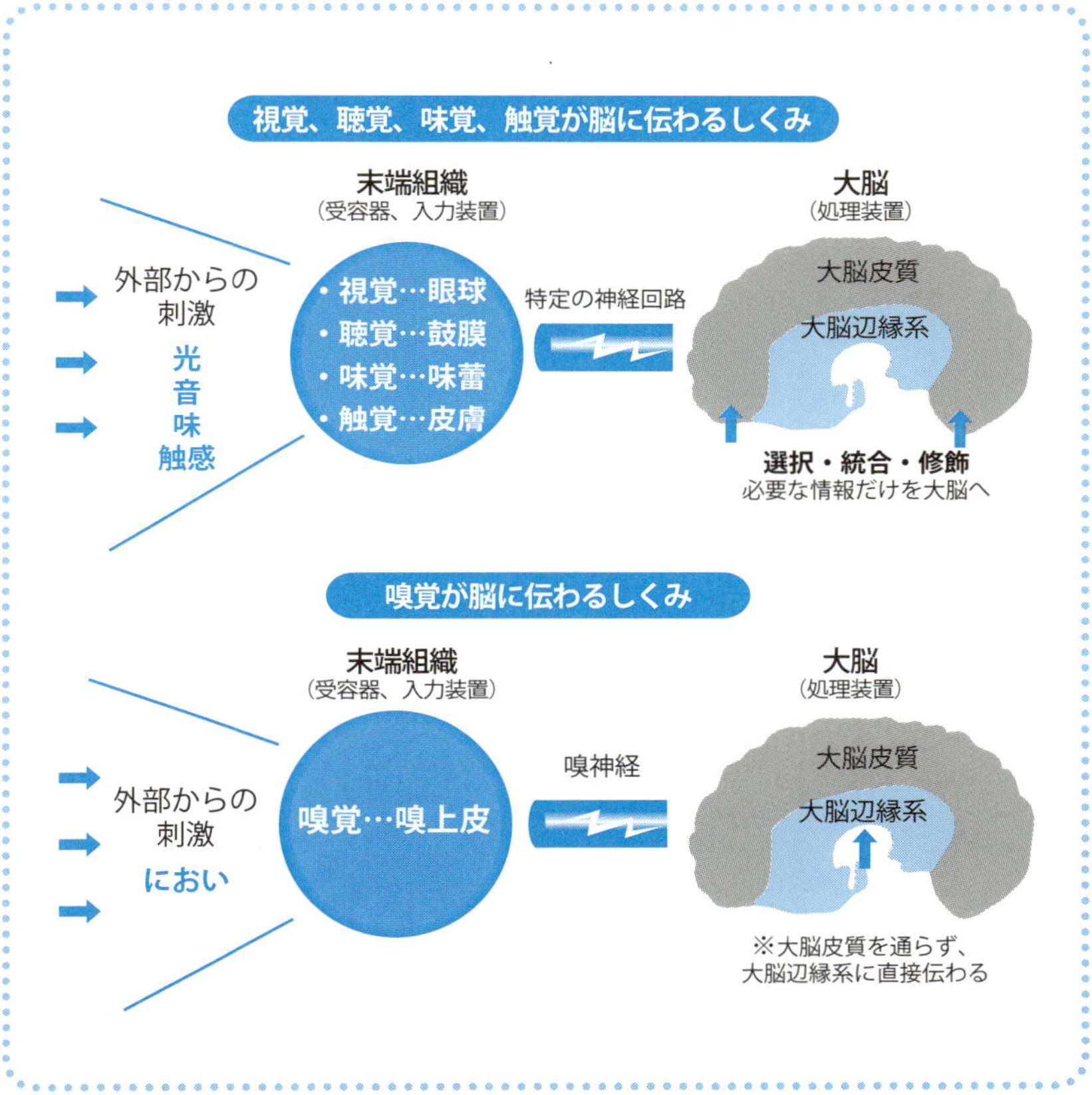

臭覚は、これら4つの感覚とは少し異なります。匂いは鼻腔の上方にある嗅上皮《きゅうじょうひ》という部分で最初にキャッチされます。匂いの分子はそこで液体層に溶け込み嗅細胞の先端の毛（嗅毛《きゅうもう》）で受容され、電気信号に変換され、嗅神経を経て、脳へと伝わります。脳に入った匂いの情報は、まず大脳辺縁系という古い皮質に到達し、そこから視床下部、下垂体へと伝えられ、同時に大脳皮質の臭覚野にも伝えられ、匂いを知覚します。

つまり、他の4つの感覚は、視床や大脳皮質を経て大脳辺縁系へ行くのですが、臭覚は嗅神経から直接、大脳辺縁系に入るというわ

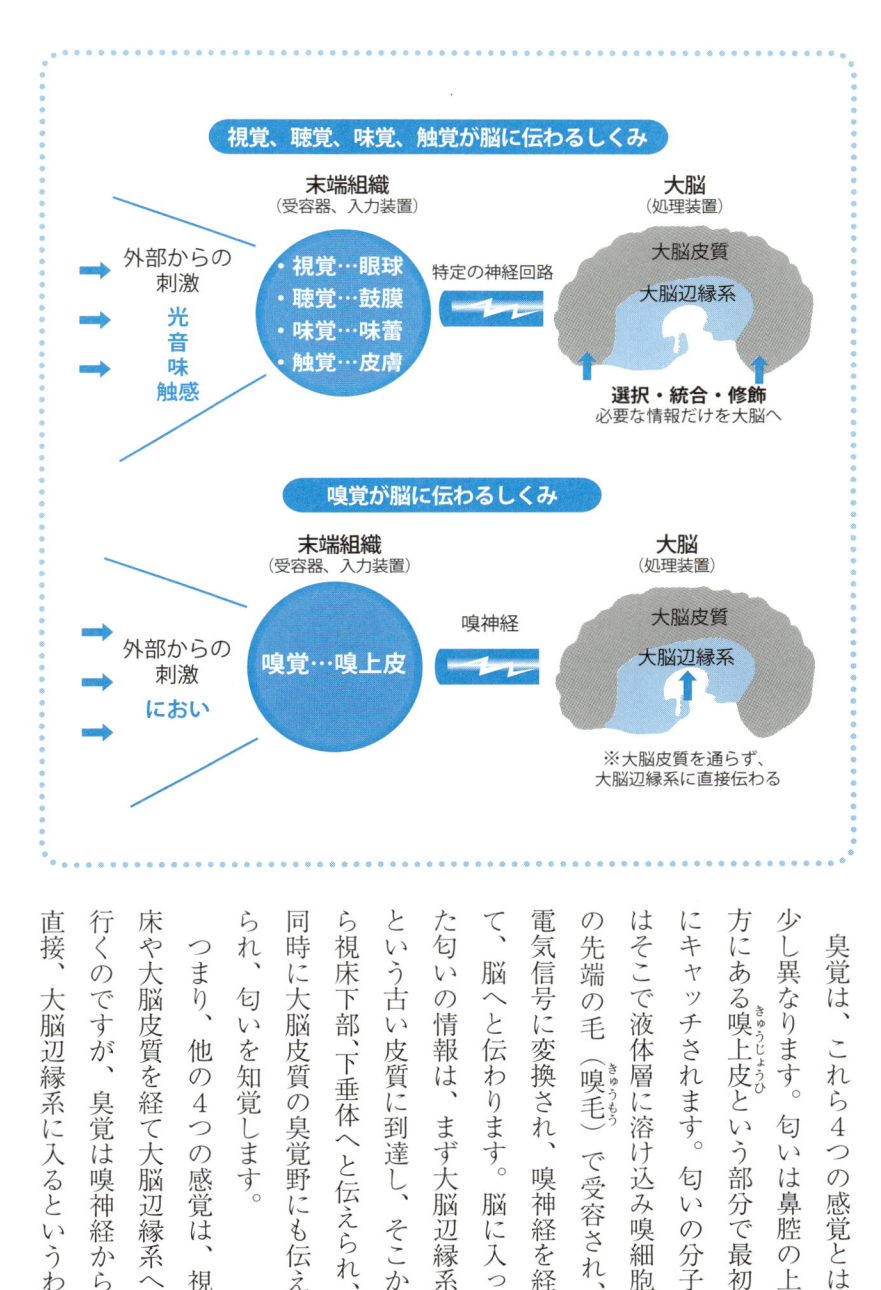

けです。嗅覚が人間の五感の中で最も原始的であり、本能的な感覚といわれるのはこのためです。

カクテルパーティー効果

脳は、どんな情報も無差別に取り入れているわけではありません。「選択」、「統合」、「修飾」などの過程を経て、必要な情報だけを脳内に取り入れることがわかってきました。

私たちは、大勢の人が談笑するパーティー会場や、さまざまな音が入り乱れる雑踏の中でも、自分が会話をしている相手の声だけを聞き取ることができます。自分に関係のある言葉を、瞬時に拾うこともできます。多数の音源がある中で、音の強弱や遠近に関わらず、特定の音を選択的に聞き取れるというわけです。この現象を「カクテルパーティー効果」といいますが、これはまさに、脳が意味のある情報だけを選別して、効率的に感覚野から知覚野へ受け渡しているからにほかなりません。

私の場合でいうと、私の脳は、刺激的な情報、ドキドキするような情報を積極的に選んで取り入れているように思います。おそらく右脳を駆使して、直感的に自分に必要な情報を判断しているのだと思います。

錯覚は脳の判断ミス

脳は「騙される」ことがあります。

脳はいつも情報を処理し、何が起きているかを判断していますが、常にすべての情報を処理できるわけではありません。

そんなとき脳は、過去の経験をもとに今の状況を判断しますが、そうした判断が当てはまらないこともあります。いわゆる「錯覚」です。視覚ならば「錯視《さくし》」、聴覚ならば「錯聴《さくちょう》」という現象です。

錯視は形や大きさ、色、明るさなど、ものの見た目全般に起こります。脳が視覚情報を処理する際には、

・平面を立体にする
・見えないものを補う
・意味づけをする

など、複雑な画像処理をこなすわけですから、ちょっとしたことが原因で誤った判断をしてしまうことも、ままあるというわけです。

錯聴と幻聴の違い

錯聴（イリュージョン）は、音の高さが実際とは違って聞こえたり、連続している音が途中で途切れて聞こえるといったものです。

聴覚情報も、視覚情報と同様、脳の中で複雑な情報処理が行われています。ですから、さまざまな条件が重なると、錯聴が生じることになります。

似た言葉に「幻聴」がありますが、錯聴は通常の知覚の延長線上で起こる現象であり、幻聴とはまったく別物です。統合失調症の患者さんが「誰かが自分の悪口を言っているように聞こえる」と訴える例は、実際に起こった出来事が知覚されているわけでなければ、幻聴です。

腹話術のトリックも「脳の錯覚」

知覚の中でも、視覚と聴覚には深い関連があります。

私たちは、耳だけでなく、視覚と組み合わせることで、音を判断している場合があるのです。

映画館や講演会では、実際はスピーカーから音声が発せられるにもかかわらず、話者の口から声が出ているように感じます。これは、空間認知の精度が聴覚よりも視覚のほうが高いために、２つの情報を処理する際、視覚情報が優位になるためだと考えられています。

腹話術によって、人形が話しているように見えるのもこのためです。これを「腹話術効果」と呼びます。

腹話術効果も、脳の錯覚の一種です。

section 2-6

脳と五感の関係性あれこれ

暗記をするときは目をつぶって

私たちの顔にはそれぞれ目が2つ、鼻が1つ……と、要素としては大差がありません。別の星からきた宇宙人が見たら、おそらくみな同じ顔に見えるはずです。でも、私たちは簡単に見分けることができます。これは、脳が顔を「特別扱い」していて、無意識に見分けているからです。

私たちが意識的にものを見るとき、その視覚体験の処理は大脳の視覚野を介する経路で行われます。

ところが、目の見えない人は、この視覚野を利用して、言葉に関わる記憶や空間記憶などの能力を磨いていることがわかっています。よく、「暗記をするときは目をつぶるといい」などといいますが、これは目をつぶることで視覚野を利用できるからだと考えられます。

ただし、いくら目をつぶっても「ヘッドホンでガンガン音楽を聴きながら」はダメです。側頭葉にある視覚野は、ヘッドホンから発生する電磁波の影響を受けるため、ヘッドホンをつけたままでは視覚野をうまく利用できなくなってしまうのです。

人間のフェロモンは「体臭」

ところで、動物の本能的な行動を引き起こし、生殖などで重要な役割を担っているのが「フェロモン」です。興味深いことに、人間の場合も、動物のフェロモンと同じように体臭を嗅ぎ分けていることが実験でわかっています。

実験では、人種・年齢が異なる

小脳のさまざまな機能

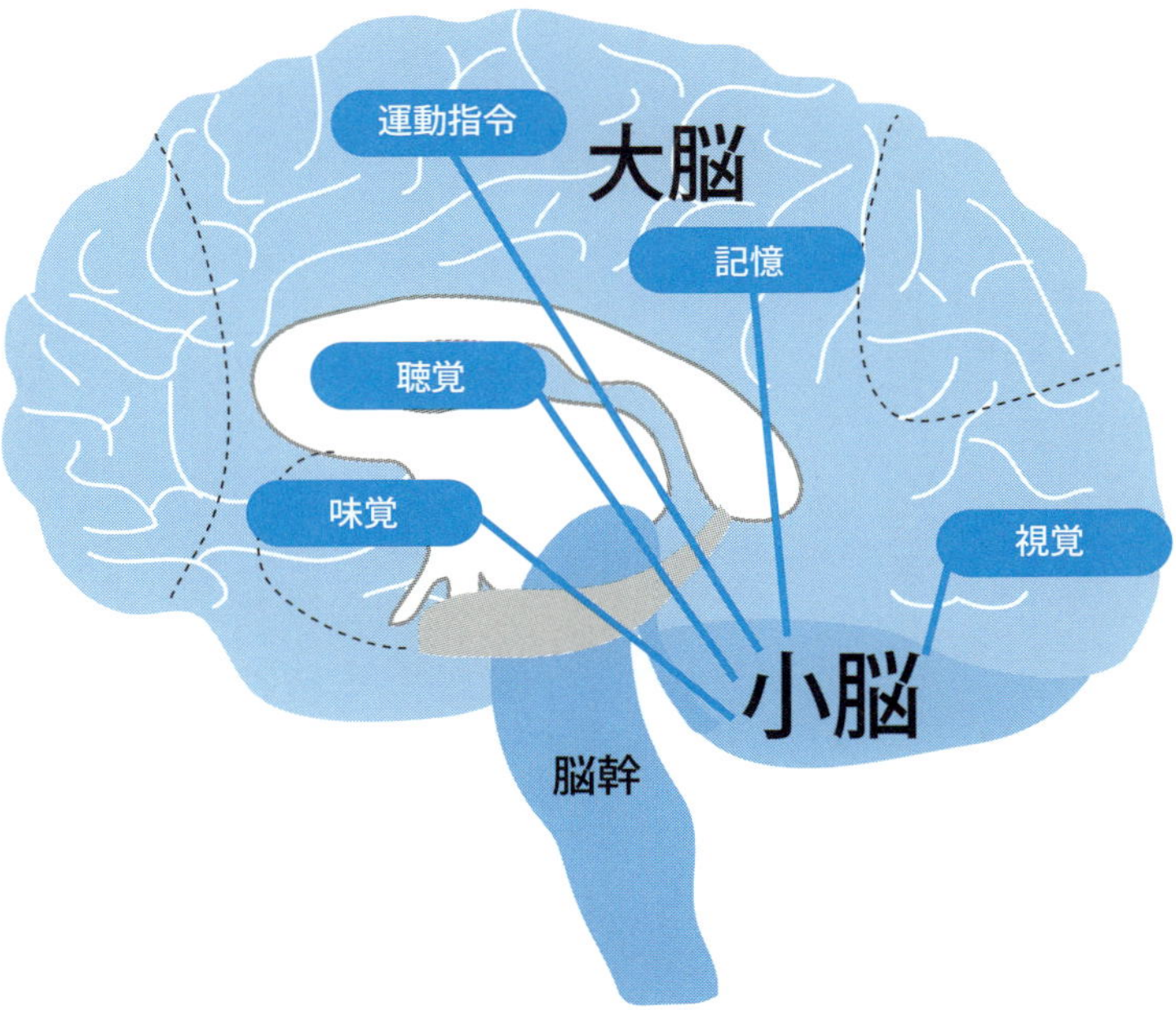

成人男性6人を集め、それぞれに2日間、同じＴシャツを着続けてもらい、次に、その体臭のついたＴシャツの切れ端を49人の未婚女性に示し、好ましいものを選んでもらいました。

人の体臭はＨＬＡという遺伝子の型によって決まりますが、実験では、「女性は自分とより近いＨＬＡの型をもつ男性を好む」という傾向が示されたそうです。

ただし、ここでいう「好む」は、「安心感や心地よさ」を基準としたもので、同様にＴシャツの切れ端を使って行った実験で、ワクワク感やドキドキ感を感じる匂いはどれかという質問をした場合

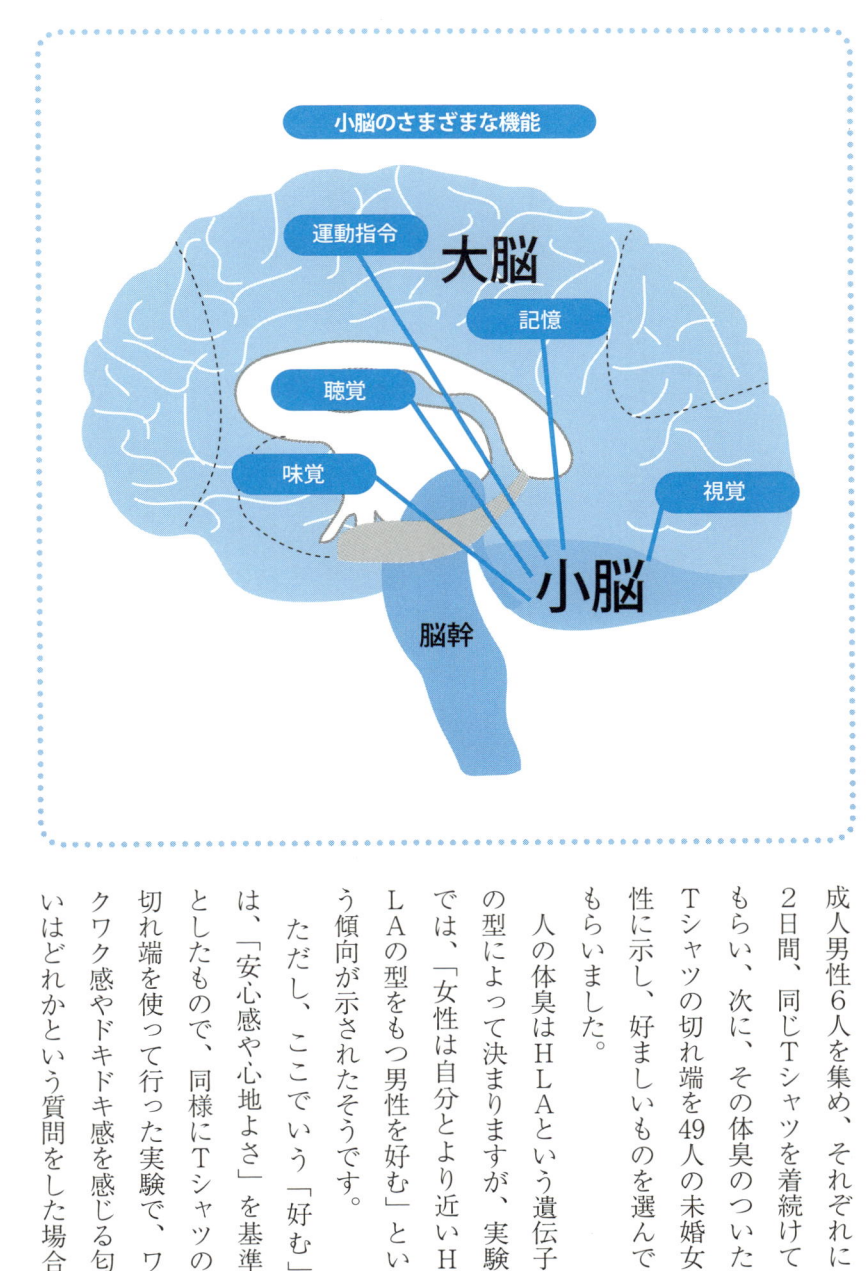

は、「HLAの型が自分とかけ離れている異性を選ぶ」という結果が出ました。

人間は体臭の嗅ぎ分けから、近親婚を避け、多様な遺伝子を残そうという選択を自然にしていると考えられるのです。

脳内でも「混線」が起こる

感覚は、ある刺激に対して、通常は1対1の関係で呼び起こされます。

ところが、1つの感覚刺激から複数の感覚を呼び起こす人も中にはいます。特定の数字を見ると、赤や青などの色がついているように感じたり、音楽を聞いたときに色彩を感じたり、単語に味を感じたりすることが稀にあるのです。

これを「共感覚《きょうかんかく》」といいます。

共感覚者の割合は2万5000人に1人といわれていますが、だれもが似たような感覚を持ち合わせていると主張する研究者もいます。脳の機能の理解のために、多くの脳科学者が研究対象としています。

共感覚が起こるのは、近接する情報処理領域が「混線」するためだとする仮説があります。数字から色を感じるなら、「色についての情報」と「数字の外見についての情報」をそれぞれ処理する領域の間で混線が起きている。あるいは「色についてのより高次な情報」と「数の概念」を認識する領域の間で起きていると類推されています。

同じように、脳が混線して起こると考えられている現象に、「太陽のような明るい光を見るとくしゃみが出る」というもの（「光くしゃみ反射」）があります。

なぜ、そんな現象が起きるのでしょうか。

明るい光による刺激は普通、瞳孔を収縮させるのですが、その刺激が瞳孔の近くの場所にある神経繊維や神経細胞にまで及んでいるためであると考えられています。

その神経繊維や神経細胞には、本

来、鼻のムズムズ感を伝える機能があるのです。

小脳は感覚を予測・区別する

脳は、体を動かすと同時に、その動きの結果得られる感覚を常に予測しています。自分の体をくすぐっても、まったくくすぐったいと感じないのは、このシステムがあるからです。

また、私たちは、机に向かって何かをしているとき、椅子の感触や洋服の肌触りをいちいち気にしていません。ですが、もし誰かに肩を叩かれたら、すぐに気づくでしょう。

これは、他人からの接触と自らの接触を区別する信号が出されているからです。

これらの機能を司るのは小脳という部分だと考えられています。

小脳は、予測できる感覚と予測できない感覚を区別するのに極めて理想的な位置にあるため、触覚、視覚、聴覚、味覚など、ほぼすべてのタイプの情報を受け取っています。

加えて、脳の運動中枢から送られてくる運動指令もすべて受け取っているため、小脳はこの運動指令を使って、それぞれの動きから考えられる感覚を予測しているのだといわれています。

あることに夢中になりすぎて、他の大事なことを見落としてしまった経験はないでしょうか。財布を落とさないことに気を取られて、電車の中にカメラを置き忘れてしまったり、電話をしなければならないのにするのを忘れたり。これはちょっと注意が必要です。

しかし、脳を鍛えることで、そんなときでも驚くほどたくさんの領域を活性化できるようになります。せっかくですから、多くの情報を利用できるように、脳をバージョンアップしましょう。

section 3

ポジティブ思考が成功脳の基本

ど忘れの原因は……？

実は、私は最近「ちょっと、ど忘れが多いな」と感じています。俳優さんの名前やスポーツ選手の名前が、わかっているのに出てこない。でも、しばらくすると思い出せるのです。

おそらくみなさんの中にも、同じような経験をしている方や、若いときからそうだったよという方がいらっしゃるのではないでしょうか。

その原因は、運動不足や脳の疲労にあるのかもしれません。脳が疲労しているならば、脳全体を回復させる必要があります。

長期記憶と短期記憶

記憶は海馬で整理されて大脳皮質に送られますが、記憶の定着には小脳も重要な役割を果たしています。すでに触れたように、小脳は学習機能にも大きく関わっているのです。

こうしてつくられる記憶には、さまざまなタイプがあります。

最も単純な分類は、記憶時間の長さによる「長期記憶」と「短期記憶」です。

長期記憶はさらに、思い出や知識など、言葉や図形で表現できる「陳述的記憶」と、表現できない(意識に上らない)「非陳述的記憶」に分けられます。

陳述的記憶のうち「エピソード記憶」は、自分が経験した出来事の記憶です。「子どもの頃、よく木登りをしたなぁ」といった思い出もこれにあたります。「意味記憶」は学習によって獲得された記憶で、自分のもっている知識とい

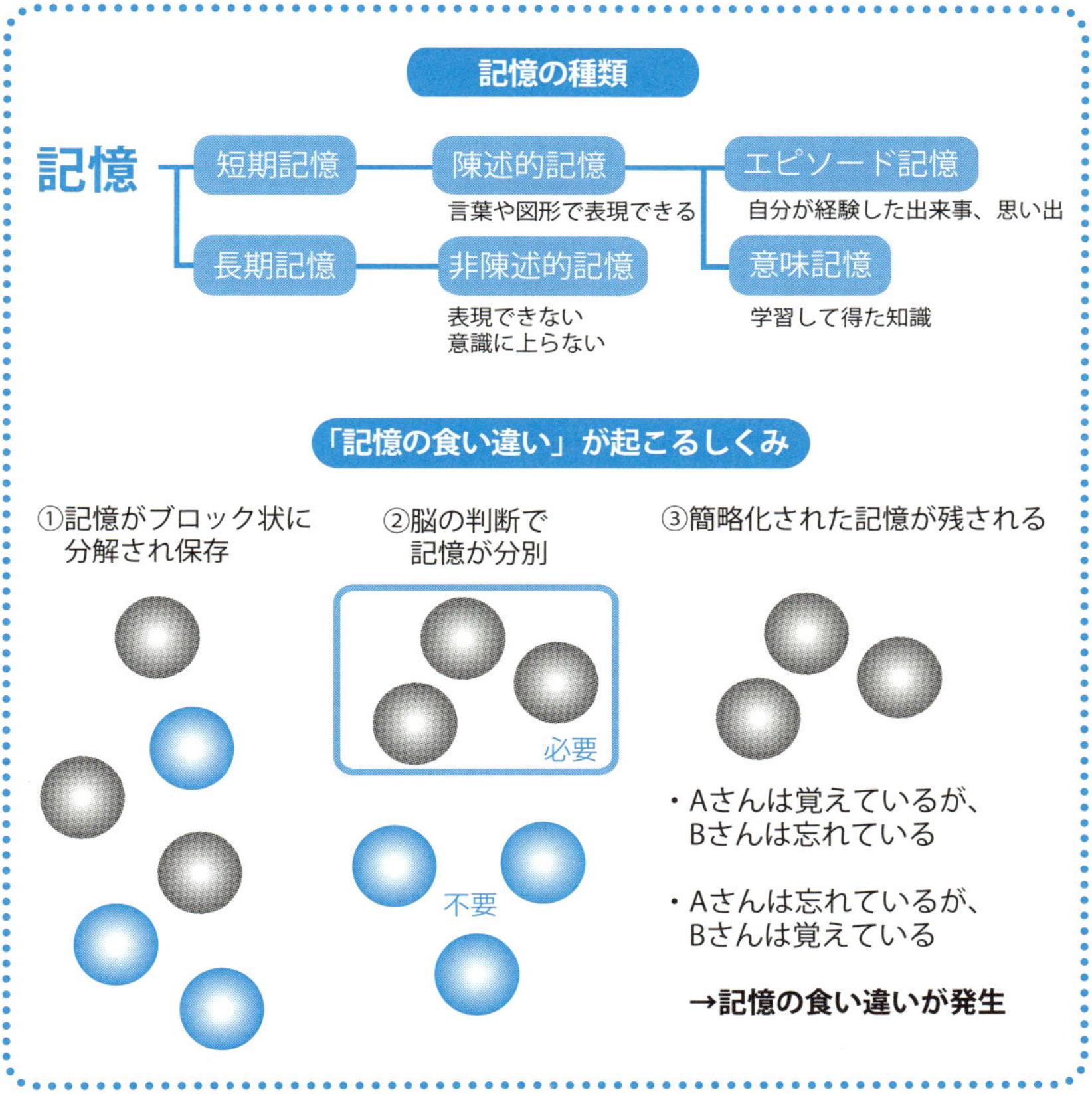

いかえることができます。

健忘とは、エピソード記憶や意味記憶に障害がある状態で、ちょっとした「もの忘れ」から「記憶喪失」までを含んでいます。

短期記憶（ワーキングメモリ）は、数分で忘れてしまう記憶です。電話番号を聞き取ってメモをするとき、数字を一時的に覚えておく際にも、短期記憶が使われています。課題の遂行のために必要な記憶です。

記憶は脳内で再構成される

同じ時期に起こった出来事でも、記憶にほとんど残っていないこともあれば、鮮明に覚えていることもあります。

退屈な会議や授業の内容は忘れてしまっても、好きな人と会っていたときのことは忘れません。

海で溺れそうになったとか、事故に遭遇したというような強烈な恐怖体験の記憶は、「一生忘れられない」記憶になります。

このように、強い感情を伴った記憶は、なかなか忘れないようにできています。

また、記憶は、脳の一貫したストーリーづくりに従い、簡略化された形で貯蔵されると考えられています。すなわち、記憶はいくつかのブロックに分解され、そのなかで脳が「いらない」と判断したブロックは捨てられ、脳が必要と見なしたブロックだけが残されるのです。こうして、脳は自分の都合のよいように細部を仕立て上げていきます。

他の人と記憶が食い違っているが、どちらも自分が間違っていないと思い込んでいて、譲らない。こんな経験はありませんか？

これは、脳がストーリーづくりのために「記憶の穴埋め」をしたり、「偽りの記憶」をでっちあげたためです。

似たような現象に「作話《さくわ》」があります。作話は記憶障害の一種で、意識がはっきりとした状態で、嘘をつこうという意図がなくても、脳内で記憶が変造されてしまうことで起こります。いわゆる「記憶違い」もこの一種です。

ポジティブは成功脳のもと

成功脳をつくるには、こうした脳の特性を利用することです。

そこでまず私が提案したいのは、「常に前向きでいる」ことです。

なぜなら、脳はストーリーづくりで記憶を簡略化する際、重要だと思うものだけを残すわけですが、前向きのときはいい記憶ばかりがありますから、いいストーリーが描けるはずなのです。

ところが、後ろ向きなときは、ネガティブな記憶だけが呼び起こされてしまいます。すると、いい発想は出てきません。

つまり、前向きな人は、よい記憶が選択的に残って、それが知識の土台となって、よい発想につながるのです。

「勝ちパターン」を確立する

私たちの行動パターンは、記憶のつらなりによって決定されており、脳が活性化すると、「興奮の内部ループ」が起こります。

これは、「成功を追体験する手段」、いわゆる起爆剤のようなものです。つまり「こういうシチュエーションのときは必ず成功する」といったものがこれです。

そして、それは好循環だけでなく、悪循環にもなりえます。

当然ですが、マイナスの内部ループは、「厄」をもたらします。「こういうときは必ずダメだ」というマイナスのループです。

では、そういったマイナスの記憶を消去するにはどうしたらいいでしょうか。

大事なのは、左脳と右脳をバランスよく活用することです。

まず、左脳の成功体験の連なりをもって、良いループをつくることです。そして、あとは右脳でバリエーションを広げ、変化に対応する能力をつくっていくことだと思います。私はこれまで、そういうふうにやってきました。

やはり、右脳の発想だけではダメで、例えば、免疫医療のためには研究室をつくるべきだとか、こういう勉強が必要だとか、そういう基礎的なものを構築しておくことが大切です。これは、まさに左脳の領域です。

しかし、どんなに基礎がためをしていても、すべての患者さんにそれが当てはまるわけではありません。さらに予想外のことも起きます。それには右脳力（発想力）が必要です。とっさの判断は、左脳だけではできません。ですから、左脳と右脳の両輪が必要なのです。

section 4

効率のよい学習はストレスなき環境から

喜びや楽しみが知能を高める

成功する脳をつくるためには、知的能力を鍛え、使いこなすことが必要です。

知能にはいろいろな定義がありますが、一般的には言語能力、数学的能力、空間認識能力を指します。論理的に考える、計画を立てる、問題を解決する、抽象的に考える、考えを把握するなどの能力は、すべて知能です。

こうした能力を高めるには、ちょっとしたコツがあります。それは脳が喜ぶ環境をつくってあげることです。

勉強するならば、いやいやするのではなく、楽しくしたほうが良い結果が得られます。人は自分に当てはまる否定的な固定観念があると、できが悪くなり、反対に肯定的な固定観念をもっていると、良いできになるものなのです。

100メートル走のA選手、B選手がいるとします。Aという選手にいつも「お前はダメだ、ダメだ」と言っていたとしたら、A選手は本当に「ダメ」になってしまいます。かたや毎日「良くなってきているぞ、その調子。キミなら絶対勝てる」と言われながら練習に励んでいるB選手のタイムは本当に縮まっていくのです。

私の場合もそうです。私の母親は、私が小学生の頃、テストの点数がどんなに悪くても決してしかりませんでした。「ダメな子だ」とは一言も言いません。むしろ、できなくても、褒めてくれるのです。そして毎朝「あなたは博士になれる、大臣になれる、必ずえらくなれる」といって、私を送り出

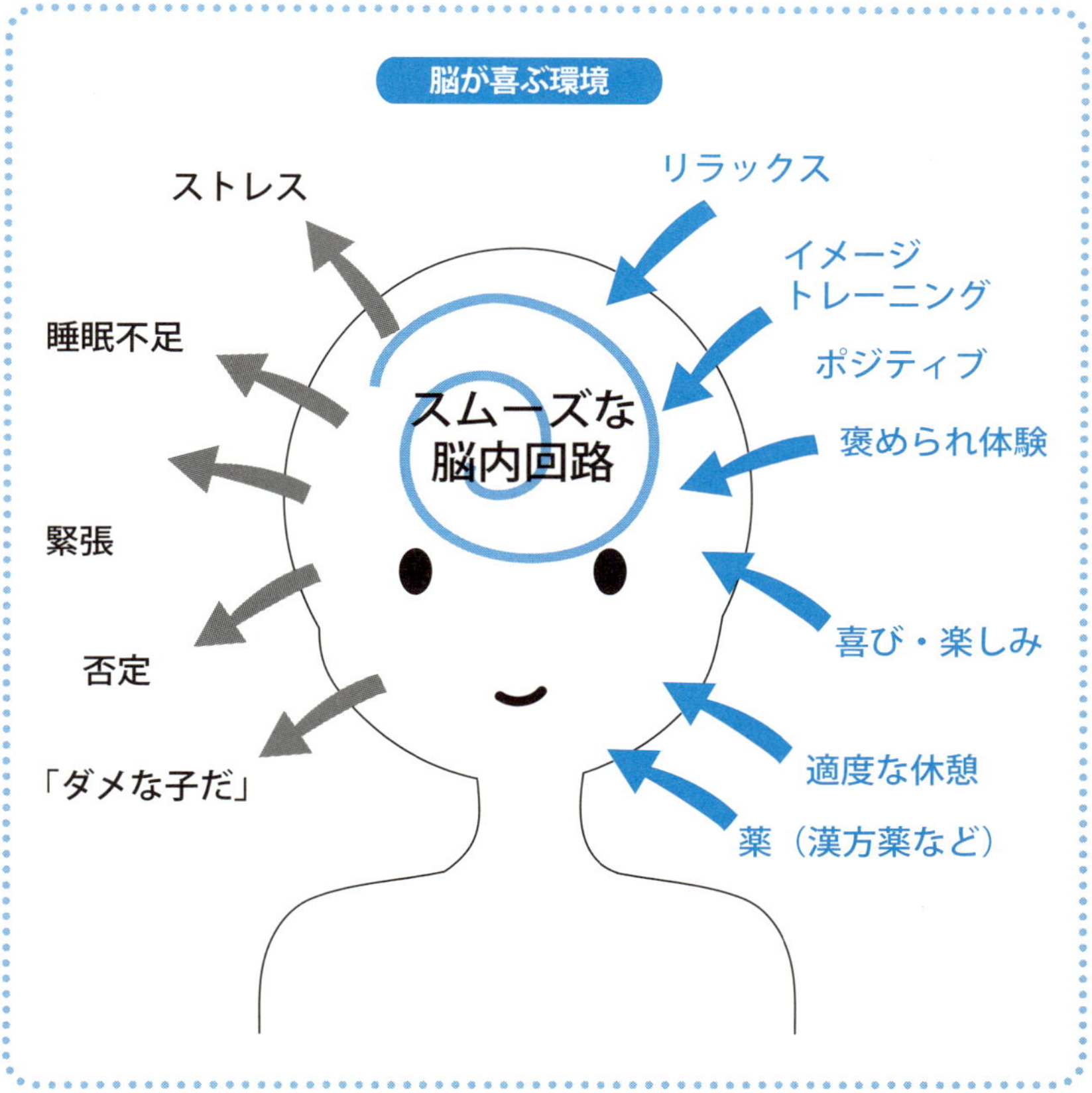

してくれるのです。そうすると不思議なもので、私も「その気」になるのです。

もしも、ずっと「ダメな子だ」と言われ続けていたら、今の私はなかったかもしれません。

適度な休憩がいちばん効率的

もう少し勉強の話を続けます。

きっと誰にでも「一夜漬け」の経験があると思います。しかし、その方法は、実はベストだといえるものではありません。試験前に7時間も8時間も机にしがみついているよりは、いわゆる「散らばり学習」のほうがよほど効率的です。

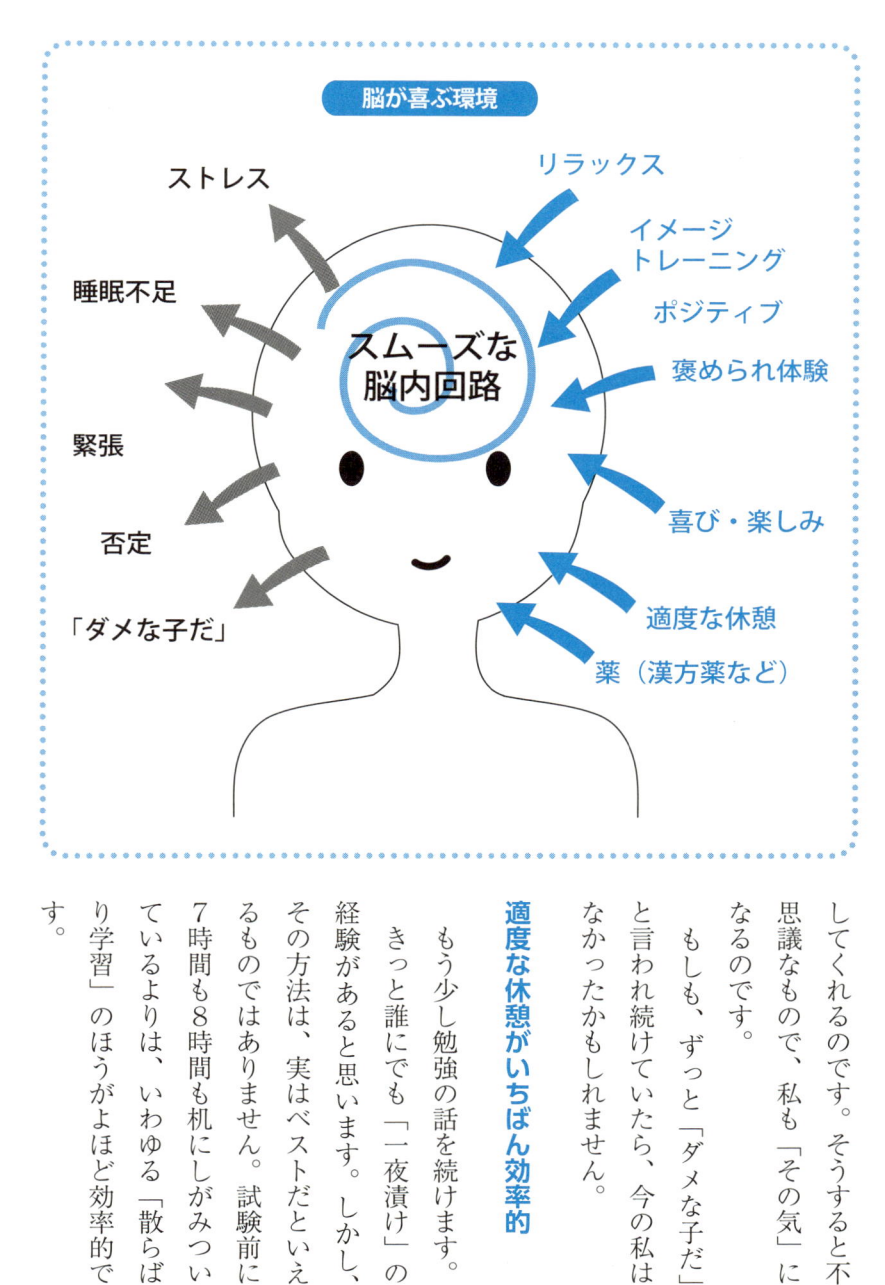

なぜなら、勉強の合間に時間を設けてあげると、脳は、学んだことを整理することができるので、いろいろな種類の情報をより長く保っておけるのです。

間隔をおいて2度勉強すると、同じ時間、休みなしに勉強するより、2倍も学習できます。しかも、こうした勉強方法は年齢や能力に関係なく、すべての人に有効で、学習内容や教育方法も問いません。

これを実行するためには計画性が必要です。ですから、左脳を鍛えて、自分を律することが不可欠です。正直いって、私にはなかなか難しいことです。私も脳トレをして、変わっていきたいと思っています。

脳内を整えて思考をスムーズに

本番に強い人、弱い人がいます。金メダルを獲るようなアスリートは本番に強い人であり、それも実力のうちだといってもいいかもしれません。

では、本番に強くなるにはどうしたらいいか？

それは「脳内回路をスムーズ化する」こと。すなわち、考えなくても自然体でできるように学習しておくことなのです。

そのためには、イメージトレーニングもいいですし、ストレスを和らげることも効果的です。ストレスを和らげる方法は、人によってもさまざまだと思いますが、医学的介入としては、薬剤を使うという方法もあります。私の場合は、テレビ出演のときや、大きい発表があるときは、気持ちを落ち着かせる効果のある漢方薬（抑肝散《よくかんさん》や香蘇散《こうそさん》）を飲んでいます。

ただし、使用するときは必ず、専門の医師の指示のもとで行ってください。そして、どの程度の効き目かを見るために、本番の前、例えば1週間くらい前に試してみてください。

基本の左脳、ニュアンスの右脳

さて、左脳には言葉を発する機能に関わるブローカ野、言葉を理解するウェルニケ野があることは、すでにお話しした通りです。

その他にも、言語を理解する「文法中枢」があり、母語の文法処理はもちろん、第二言語の文法処理にも同じ活動パターンを示すことが知られています。

また、脳の中には「分野別辞書」のように人名などの固有名詞を扱う部位、生物の名前を扱う部位、日常生活で使う物の名前を担当する部位などがあり、それは左脳の側頭葉下部にあると考えられています。

一方、右脳は、言葉ではなくニュアンスを理解します。相手の心情を気遣って、言い方に配慮できるのも、目配せがわかるのも、困った表情を理解するのも右脳です。

英語の習得にも「ポジティブ脳」

ところで、文字を読むという行為には、「字を音に変換して読む方法」と、「字の形から意味を読み取る方法」が同時に含まれています。日本語の場合、前者はカナの読み方、後者は漢字の読み方として馴染み深いかもしれません。カナは音声理解、漢字は記号理解の回路で処理されます。

「日本人は英語(英会話)が苦手」とよくいわれます。英語圏の人は、読み書きを習う前に遊びや普段の会話から母語の音韻認識をしますが、日本の英語教育――少なくとも私の時代の教育は、「先に文字ありき」でしたから、無理もないことです。

私もアメリカ留学の経験がありますが、あまり英語は得意ではありません。

しかし、不思議なことに、前向きなとき、人と積極的にコミュニケーションをとろうと思っているときは、英会話の調子がとてもいいのです。そういうときは英語で夢を見たりもします。たぶん脳がポジティブになって、活性化しているのだと思います。

section 5

脳は「成功が連鎖する」ようにできている

成功脳のカギを握るのは扁桃体

「強い感情は記憶と結びつきやすい」とお話ししましたが、このことには扁桃体という部分が深く関わっています。

扁桃体は、五感を通して脳に入ってきた情報に対して情動的な反応を起こす役割を持っています。恐怖反応の役割が最もよく知られていますが、肯定的な感情の刺激にも、すばやく反応します。

感情が呼び起こされると、アドレナリンが放出され、交感神経の1つである迷走神経が活性化されます。迷走神経は脳幹へ伸びていて、脳幹はその情報を扁桃体と海馬に送ります。こうした活動により、扁桃体と海馬では、学習のプロセスが高められると考えられているのです。

私たちがさまざまな食べ物を好きになったり、嫌いになったり、暗闇を怖がったりするのは、すべて扁桃体の働きによるものです。

第六感、直感力といったものも、扁桃体に関係しているといわれています。

特別に好きなことや興味があることは難なく覚えられ、関心のないことはなかなか覚えられないというのも同様なのです。

ですから、しっかり記憶しようと思ったら、扁桃体の情動処理の働きを利用するのがいちばんです。成功脳になりたいのなら、たくさんの成功体験を記憶することが大切です。

私は小学生の頃、作文が大の苦手でした。でも、中学生になってからは、少しずつ書けるようになったのです。それは、ある成功

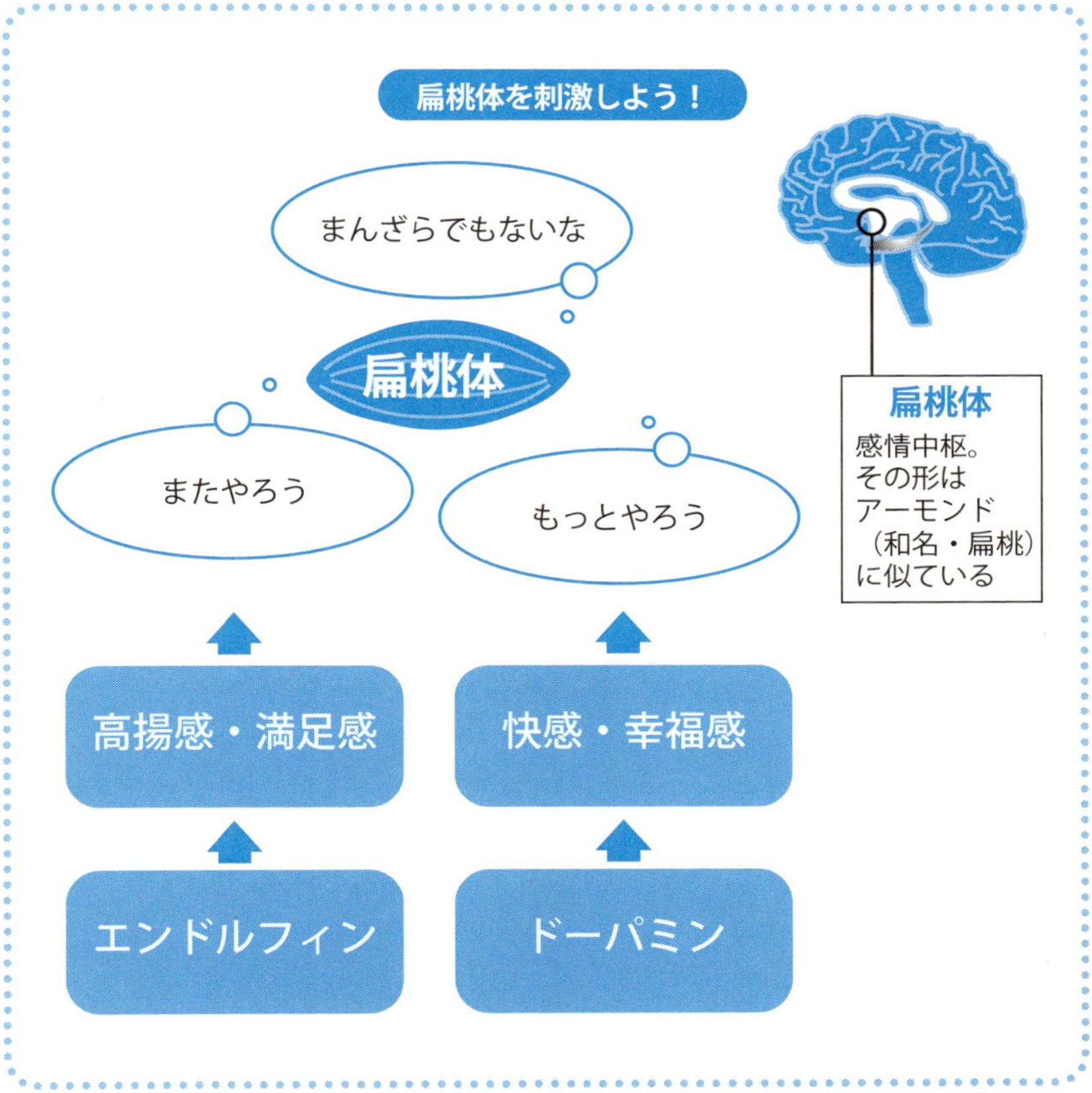

体験があったからです。

前に言いましたように、小学生のとき、『十五少年漂流記』は少しも面白くなかったのですが、野口英世博士やペニシリンの発見者であるイギリスのアレクサンダー・フレミング博士などの伝記は、すごく興味をもって読むことができたのです。読書感想文をその本で書いたら、好きなものだったせいか、自分でも意外なほどスムーズに書けたのです。しかも、それが先生に褒められたのです。

今では、書くことが楽しいくらいです。

こんなふうに、成功を褒められる体験を重ねることで、苦手なことが克服できるのです。

　このことは仕事でも同じです。社長が社員に対して、ただ「頑張っていこう！」とハッパをかけても、あまり効果はありません。成功体験ができるような環境をつくってこそ報酬メリットもあり、社員は頑張ることができます。

　成功体験を重ねると、扁桃体が「まんざらでもないな」と捉えるようになり、嫌いなこと、苦手なことが好きになっていきます。

　そうなったら、もうこっちのものです。あなたの脳はすでにプラスのループになっているのですから。

持って生まれた性質も変えられる

「三つ子の魂百まで」といいますが、私はそうではないなと思っています。

　自分を例にとると、確かに私は幼稚園・小学校時代は飽きやすい子で、少しでも嫌だと、おもちゃでも何でも放棄していました。しかし、そのときの思考回路と、大人になってからの思考回路は、明らかに違っています。

　つまり、思考回路が子どものときは未熟でも、成長していくにつれ、それが整ってくるのです。脳内に構築されているネットワークがうまく機能しなければ、人間としての脳力は発揮できません。そして、そのネットワークのつながり方はずっと同じではありません。ですから、それによって性格も含めて、変化していくものだと思うのです。

快感をうながす「ドーパミン」

　私たちの脳内では、ニューロン（神経細胞）が神経伝達物質をつくりだしています。神経伝達物質には、ニューロンを興奮させるタイプと、抑制するタイプがあります。この神経伝達物質が、私たちの「やる気」や「頑張り」にも大きく関わっています。

　その代表格がドーパミンです。私たちは、美味しいものを食べたり、好きな人と一緒にいたりすると、幸せな気分になります。必死に勉強をして目標を達成したときは、この上ない喜びを感じるでしょう。それは脳に「報酬系」と呼ばれる回路があるからで、その回路こそが、ドーパミンの神経伝達回路なのです。

何らかの行動を起こして欲求が満たされると、脳内ではドーパミンが放出され、快感や幸福感が生じます。その快感は私たちにとっての「報酬」となり、「またやろう」「もっとやろう」という気分、すなわち「やる気」を起こさせます。つまり、行動の結果得られた快感が、その後の行動を強化するのです。これが、成功体験を重ねていくことが、成功脳の形成につながるしくみです。

ただし、報酬系がマイナスの方向に作用してしまうこともあります。それがギャンブル依存症やアルコール依存症、薬物依存症といった依存症です。最近ではスマホ依存症が問題になっていますね。

幸福感をもたらす「エンドルフィン」

エンドルフィンも報酬系に多く分布する神経伝達物質で、幸福感をもたらすと考えられています。

エンドルフィンが関係している代表的な現象に、マラソン走者などが苦痛をこらえるうちに恍惚感を覚える「ランナーズハイ」があります。

マラソンのような心肺機能を高める運動をすると脳内にエンドルフィンが放出され、高揚感や満足感が高まるからで、ストレスを緩和するために起きる現象ととらえられています。

ちなみにエンドルフィンは、モルヒネの6・5倍の鎮痛作用があり、出産時にも働くといわれています。

section 6

脳がつくる個性と多様性のある社会

人の心は「脳」にある

「人間の精神作用のもとになるもの」「精神の作用そのもの」「知識・感情・意思の総体」「気持ち」など、「心」は多様な意味をもつ言葉です。そして、心の働きをつくり出すのは脳であり、前頭葉の前頭連合野がそれを制御する総合司令室だといわれています。

前頭連合野は、側頭連合野や頭頂連合野などから情報を収集して、複雑な思考や判断、創造性などを発揮し、また人格を決め、情動をコントロールして、社会性（社会的行動）を調整します。高次の認知機能や人格形成、遂行機能は、前頭連合野に起因しているのです。

生き残る組織には多様性がある

「性格」「人格」「気質」という言葉がありますが、これらの意味はイコールではありません。

それぞれ英語でいうと、性格はCharacter（キャラクター）、人格はラテン語の「仮面」を由来とするPersonality（パーソナリティー）、気質はTemperament（テンプロメント）。大雑把にいうと、生まれもった気質が、環境によって柔軟に変化していったものが性格となり、さらに道徳的、倫理的なことを経験から学んで、性格を含め人格がつくられます。

性格や人格には個体差がありますが、その個体差は、種が生き残るための戦略と捉えることもできます。

人類が「生き残る」ため、あるいは「発展する」ということをキーワードとして社会を考えた場合、

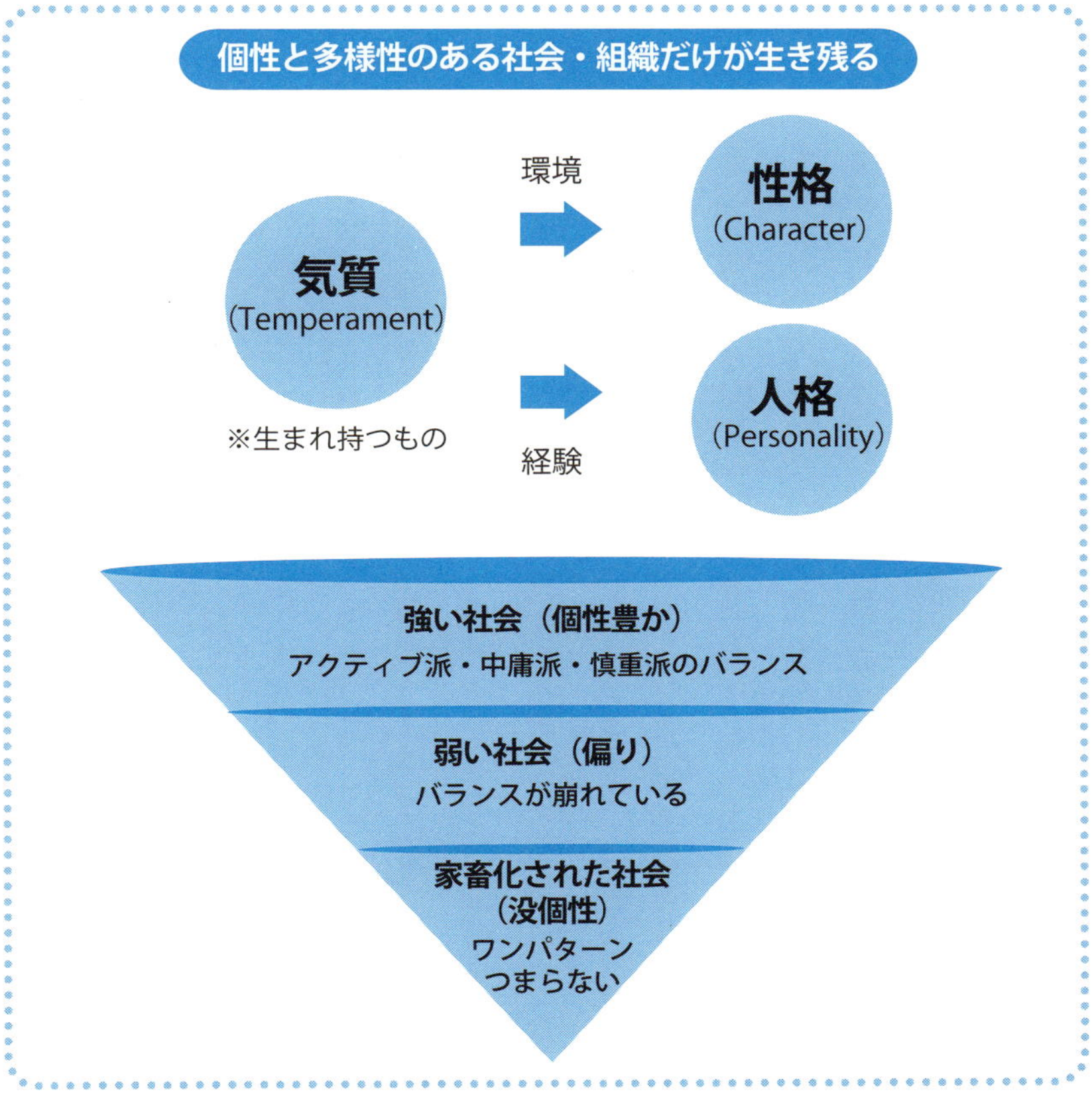

上から順に「強い社会」「弱い社会」、さらには「家畜化された社会」です。

人間は、性格や人格で大きく、次の3パターンに分けることができます。

・アクティブ派
・中庸派
・慎重派

そして、これらが、バランス良く存在しているのが「強い社会」です。個性が豊かな社会のほうが、繁栄するのです。

豊臣秀吉にしても、徳川家康にしても、トップに立つ本人たちはかなりのアクティブ派だったはずです。しかし、家臣たちの中にはさまざまな個性をもつ者がいて、バランスがとれていたから、組織としてうまくいったのだと思います。全員が同じような人物だったら、その組織・社会は、すぐに崩壊してしまいます。これは、会社にも当てはまることと思います。

家畜化された社会

一番ひどい状態は、「家畜化された社会」です。

家畜化された動物は、野生の仲間に比べて耳がたれ、毛は波打ち、巻き毛になっていて、尻尾は短いといった身体的特徴があるといいます。

また、家畜化されたブタやニワトリの脳は、野生の仲間と比べて、脳全体に占める前脳の割合が約1割少ないこともわかっています。

なにがいいたいかというと、「家畜化は発達を遅らせる選択だともいえる」ということです。

家畜化された社会も、これと同じことがいえます。家畜化された動物の特徴がワンパターンのように、人間がワンパターンになってしまった社会が、家畜化された社会なのです。ワンパターンは別の言い方をするなら「つまらない没個性」ということです。これでは、その社会の発展は望めません。

家族という集団でも同じです。親が子どもたちに同じような大人になることを望み、子どもの個性を無視して同じ育て方をしたなら、それは不幸としかいいようがありません。

そう考えると、私と姉はとてもうまくいっていると思います。

姉は、どちらかというと慎重派で、私はアクティブ派です。ですから、仕事で「何かをしよう」というとき、姉は「ノー」から入ることが多く、私は「イエス」から入ることが多いという特徴があります。

でも、「イエス」ばかりだと非常に危険ですよね。かといって「ノー」ばかりでは発展しません。それを姉弟で調整するわけです。

すると、いろいろなことが、うまく回っていくように感じます。

こうしたことは、母親の育て方がよかったからだと思います。姉弟の性格を考えて、姉には姉なりの育て方を、私には私なりの育て方をしてくれたのだと思います。

バリエーション豊かな強い社会には、そういったリーダー、まとめ役も必要なのではないでしょうか。

あえて個性の違う人と組んでみる

性格や人格は、気質に比べると変えやすいものです。しかし、だからといって、そう簡単に変わるものでもありません。性格はたいていの場合、30歳前後までが最も変わりやすく、その後は1つのパターンに落ち着いて、それが長くつづくと一般にいわれています。

ですから、「自分は慎重派で、アクティブ派にはなれない」というのでしたら、アクティブ派の人と協力することを考えてもいいのではないでしょうか。

しかし、それにもネックがあります。慎重な人はアクティブな人のことを「あらっぽい」「強引だ」と感じる傾向があって、なかなか馴染めないのです。

そこで必要なのが、うまく協力できたという成功体験を海馬に記憶させることです。

最初は抵抗があるかもしれませんが、そこは努力です。アクティブな人と組んでその人と成功体験をともにすることで、これまでとは違った展開が可能となるのではないでしょうか。

私の母は、進級でクラス替えがあると、「自分と合わない人と、まず友達になりなさい」と、よく言ったものです。今ではそれが、アクティブ派の人が慎重派の人と組むとよいというのと同じ意味合いだったことがわかります。

section 7

脳を使った「決断」脳を使わない「反射」

決断のカラクリ　学者と政治家

よく「成功する人は決断が早い」といわれます。確かに成功する人には、迷わず決断し、すぐに行動に移す傾向があります。

多くの人は、重大な局面では、悩み、迷うものです。自分で何かを決めるということは、そのことに対して責任を負うことでもあります。ですから、なかには、決断すること自体を非常につらいものと捉えている人もいます。

人を決断力の観点から分類すると、２つのタイプに分けることができます。

①学者タイプ

学者タイプの意思決定スタイルは、いわゆるマキシマイザー（最大化人間）。１００人の人がいて、その中の99人が「甘いものが食べたい」と言ったら、自分も「甘いものが食べたい」と言うタイプ。「無難」を選ぶ傾向があります。

こういう人は、どんな些細なものであっても、違いがあれば延々と悩み続けます。レストランに行ってもオーダーするものがなかなか決まらない。洋服を買うにしても、何着も何着も試着して、まだ決まらない。ある選択がどの時点で十分なのか、わからなくなってしまうのです。

さらに、慎重に慎重を重ねたうえでの決断だったはずなのに、後で不満が残ってしまうこともしばしばです。家に帰ってから、「やっぱりやめればよかった」と言いがちなのもこのタイプです。

②政治家タイプ

あなたは決断できる人？

学者タイプ
（慎重派）

政治家タイプ
（アクティブ派）

「脳を使わずに決断する」とは？

一般的には……

思考：「そういえば、卵を買っていなかったわ」と認識
↓
行動：脳の命令によって、筋肉が動かされる
＝スーパーの卵売り場へ足を運ぶ

実は……

行動：脳を通さず、延髄によって、筋肉が動かされる
＝スーパーの卵売り場へ足を運ぶ
↓
思考：「そういえば、卵を買っていなかったわ」と認識

一方、政治家タイプは、サティスファイサー（満足人間）です。

このタイプの人は、自分にとってそこそこのものを見つけると、その時点で満足することができます。決断力があり、後ろを振り返らないので、たとえ間違った選択でもほとんど後悔しません。

かくいう私も政治家タイプなので、決断が失敗したとしても、ほとんど気にしません。さすがに事業などを推し進めるときはやや慎重になりますが、それでも、決断するのは早いほうだと思います。

決断がつらい人

39ページの分類でいうと、学者

タイプは「慎重派」に多く、政治家タイプは、どちらかというと「アクティブ派」です。

学者タイプの人ほど、決断力は弱いといえます。これは決して、良いことでとはいえません。なぜなら、つねに正しい選択を求めてしまうと、人生を送るのがつらくなってしまうからです。

当院の患者さんの中には、自分の治療方法をあまりよく考えずに、先生におまかせという方がいます。そういう場合、私は必ず「その治療をよく理解したうえで、本当に自分がいいと思うものを選んでください」と言います。そうすると患者さんは、本当の意味で決断しなければなりません。決断を迫るのはつらいことだろうと、察してはいるのですが。

ところで、決断力は、ある程度までならば、訓練して高めることができます。

アメリカのMBA（経営学修士）の授業では、「何が正しいのか」ではなく、「キミならどうするんだ」という決断の訓練が何度も繰り返されるのだそうです。

決断の訓練をすると、短期的には全体的な思考が低下するといわれています。

つらい決断の訓練をさせた後、30分間、計算問題を解いてもらうと、正解率が落ちます。

ところが、1週間後にまた同じことをすると、成績が上がっているのだそうです。

長期的に見ると、つらい決断の訓練をすることは、全脳的な強化につながるのです。

自分が学者タイプなのか、政治家タイプなのかを知っておき、必要に応じて、決断の訓練を実行することが大事です。

「脳を使わずに決断する」とは？

「100メートルを走るぞ」とか「お茶を飲もう」というのも、ちょっとした決断であり、意思決定です。

脳は情報の入出力系であり、入

力は五感を通じて行われ、出力は筋肉の収縮によって表現されます。その筋肉が動くのは、行動を意図して、脳が命令するからと考えるのが一般的でしょう。

ところが、近年の研究成果によると、意外なことに、意思は行動の直後に起きるもの（行動の瞬間的追認）であるというのです。まだすべてが解明されているわけではありませんが、実験でこのことが確認されつつあります。

思考ではなく反射によって、脳ではなく延髄が、筋肉を動かしています。何らかの刺激を受けたとき、脳で意識する前に、脳を経由せずにこれらの反応が起こるため、感覚器が情報を受けて行動に移るまでの情報伝達が完了します。このようにして、脳を経由して反応するよりも素早い行動が可能になります。

競走・競泳などで「スタートがいい」というのは、みんなこの反射によるものです。脳の意思決定による反応では、反射には勝てません。ですから、フライングというのは、予測（反射）の誤りだといえるかもしれません。

また、戦場で目の前に敵が現れたとき、「あっ、敵がいるから撃つぞ!!」と脳が命令してから行動を起こしたのでは、先にやられてしまいます。こんなときは反射が大いに役立ちます。

もっと身近な例でいうと、お店に行って「この品物を買おう」と思ったときにはすでに、体は「買う」ほうへと動いています。

このように、私たちの行動や決断はすべてが脳の管理下にあるわけではありません。まずは反射ありきであって、意思決定はそれを追認しているだけとなのです。

section 8

脳は情報をどのように処理しているか

バランス感覚は脳にも必要

人間の脳の働き方は、「忙しい中華料理店」に例えられることがあります。

忙しい中華料理店の店内は、人と人とで混み合い、雑然としていて、店員があっちこっちで忙しく走り回っていますが、なぜか最後にはうまくおさまります。

逆にいえば、そのように、たくさんの情報を最後には統合できる脳力のある人が生き残っていくのです。中華料理店の経営者は、混沌とした中でもパンクせず、着実に大成功を収めるのです。

脳は、視覚、聴覚、嗅覚、味覚、触覚といった感覚から、さまざまな情報を取り入れます。そして、普通のコンピュータが情報を一定の順番に処理していくのに対し、脳は複数の経路から入ってくる情報を同時並行で処理しています。

こうしたことがうまくできるのは、大脳の前頭葉、側頭葉、頭頂葉、後頭葉の四葉がそれぞれ連絡を取り合い、好連携がとれているからです。

特定の教科だけが得意だった人は、満遍なくできていた人に比べると、組織の中ではあまり大成しない傾向があるといいます。苦手な分野にも取り組み、バランスが取れていなければ、構造的な発想はなかなかできないのです。

ですから、四葉をバランスよく鍛えることが重要です。それによって混在した情報を整理することができ、新鮮な発想が生まれるのだと思います。

脳内の情報ネットワーク

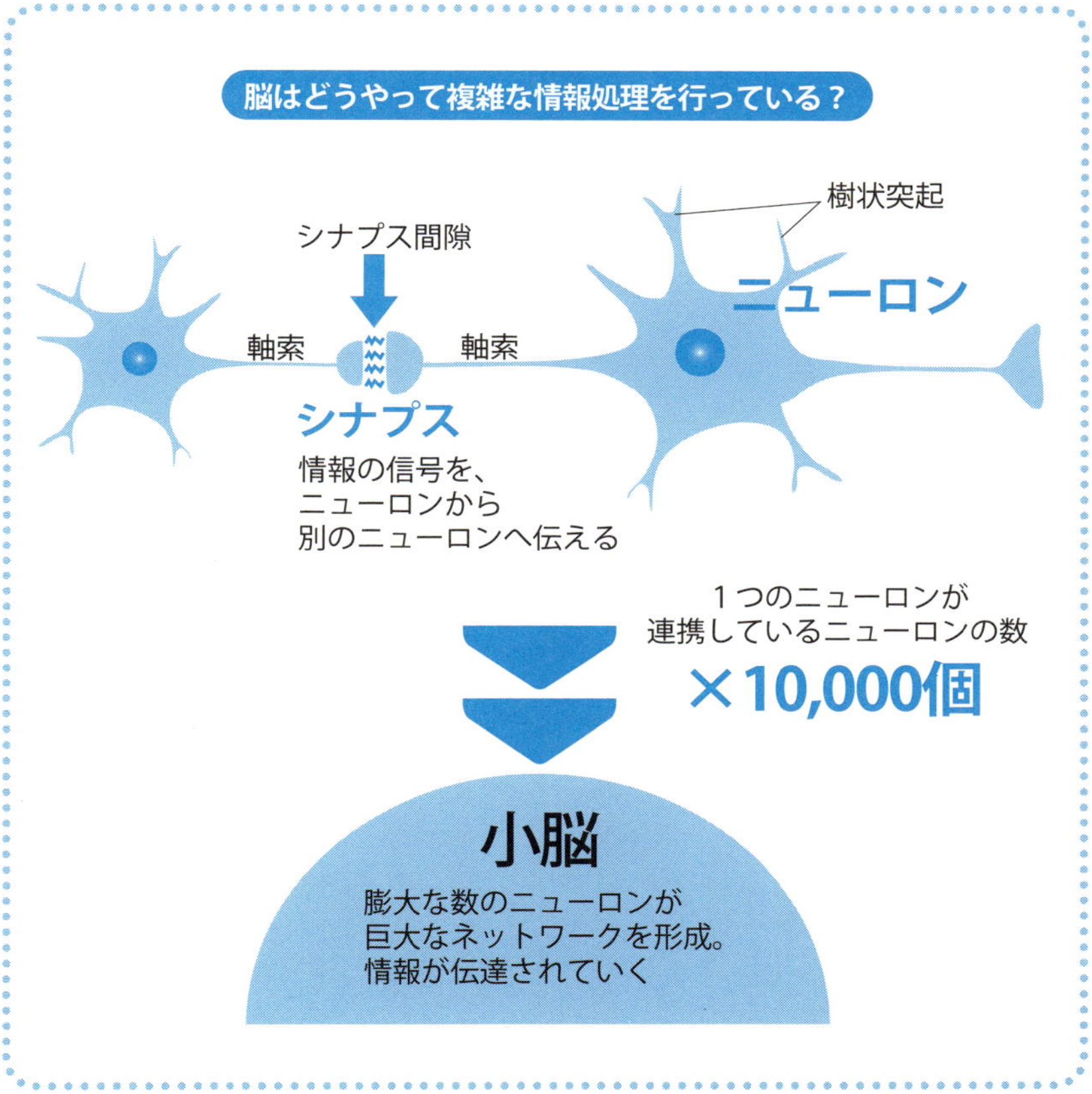

脳は、どのように情報を伝達しているのでしょうか。

脳の最大の特徴は、膨大な数のニューロン（神経細胞）が電気信号を発し、ネットワーク（神経回路）によって情報をやり取りすることで機能する点です。

1つのニューロンからは、長い「軸索《じくさく》」と呼ばれる突起と、複雑に枝分かれしている短い「樹状《じゅじょう》突起」があり、それらは別のニューロンとつながりあって、複雑で巨大なネットワークをつくっています。ニューロンのネットワークを電気信号が駆け巡ることで、脳の高度な機能が生まれるのです。

1つのニューロンは、それぞれ

1万個ものニューロンと連絡を取り合っています。ニューロンとニューロンのつなぎ目を「シナプス」といい、シナプスの活動が脳の機能を反映しているのです。

ここにバナナが1本あるとします。私たちがそれを見たとき、目から入った情報の信号が神経を伝わって脳に入っていき、「バナナが1本ある」と認識するわけです。信号はそこに到達するまでに、いくつものニューロンを乗り換えていきます。信号の乗り換え場所がシナプスです。

ところが、シナプスにはわずかな隙間（シナプス間隙）があるため、到達した情報を次のニューロンへ伝えるためには、伝令役が必要になってきます。その伝令役が神経伝達物質です。

このように、さまざまな情報を脳内で、そして脳から体へ、体から脳へと伝達することで、私たちの活動は成り立っているのです。

脳については、まだまだわからないことがたくさんあります。その1つが、発達障害などのある人の一部がもつ「サヴァン症候群」という症状です。

発達障害の場合、同じ人がいくつかのタイプの障害を併せ持つことも多く、現れる症状は人によってまったく違います。そして、その中には、ごく限られた特定の分野において、突出した能力を発揮する人たちがいます。

サヴァン症候群の中には、難解な本を一度読んだだけで暗記したり、一度聞いただけの曲を最後まで間違えずに弾けたり、一瞬見ただけの風景を描き起こせるなど、驚異的な能力を示す人がいます。

「体で覚える」メカニズム

学習には、頭で知識を覚えるタイプのものと、運動や職人技のように体で覚えるタイプのものがあります。前者は大脳が担い、後者は小脳や大脳基底核《きていかく》にある線条体と呼ばれる所が担っています。

つまり、「体で覚える」という

のは、「小脳（線条体）が記憶する」ということなのです。

一度自転車に乗れるようになると、次からは何も考えず乗ることができます。それは小脳が、自転車の乗り方を記憶したからです。

「体で覚える」は、大脳の意識的な情報処理を小脳でコピーして、無意識的、かつ効率的に行えるようにすることだといえます。

近年では、小脳のこうした機能は、思考においても発揮されることがわかってきました。

「足りない」が適度な刺激に

フリン効果とは、ニュージーランドの政治学者ジェームズ・R・フリンが提唱した現象です。

彼は世界20か国のデータを使って、長期にわたる知能テストの成績を調べました。その結果、どの国も、あとから生まれた人たちのほうが、平均点が10年ごとに3点ほど高いことがわかりました。この現象をフリン効果といいます。

このことは、知能テストが、生まれもった能力だけでなく、ある人が育つ環境も記録していることを示しています。

ところが、このフリン効果が最近、横ばい状態になってきたというのです。その原因は、全体的に環境水準が上がってきたからだと考えられます。つまり、環境の質が一定の基準を満たしてしまうと、知的刺激などを余計に与えても、遺伝的な生まれつきの限界を超えて、子どもの知能が高くなることはないということです。

ですから、幼少期に貧しい環境で一生懸命勉強した人は、おとなになってから高い学力や知能をもつようになるといえるのではないでしょうか。

現代日本は、二極化が進んでいるとはいえ、全体的には充足された社会といえます。そういう環境で必要なのはハングリー精神だと、私は思っています。「足りないこと」は、良い刺激になります。

section 9

脳にやさしくすれば「元気で長生き」

生命の維持を行う脳の部分

ここでは、生命維持と脳機能の関係について考えてみたいと思います。

脳の構成要素である大脳、脳幹（間脳・中脳・橋・延髄）、小脳のうち、脳幹は、生命の維持に特に深く関わっている器官です。自律神経の中枢と関係するほか、呼吸、心拍、体温調整などを支配しています。

間脳は、視床と視床下部に分けられます。視床は、脊髄を通って送られてきた嗅覚以外の感覚情報を大脳に伝える中継点。視床下部は、自律神経と内分泌系の神経伝達の中枢です。

中脳は視覚と聴覚の反射を、橋は呼吸リズム、嚥下などの反射運動の神経伝達を、延髄は代謝や血液循環の調整を担っています。

自律神経失調症

神経系は大きく中枢神経と末梢神経に分かれ、末梢神経には体性神経と自律神経があります。

体性神経は、外部の情報から、よりふさわしい状況に体の働きを保つ役割を果たしています。

自律神経は、体内の状況の変化を自動的に調節する神経です。心臓が休みなく動いているのも、食事をすると胃や腸が自然に動き出して消化するのも、暑くなると自然に汗が出るのも、呼吸するのも、みな、この自律神経の働きによるものです。もし、自律神経が働かなくなったら、私たちは1秒たりとも生きていられません。

自律神経には交感神経と副交感神経があり、その作用はプラスと

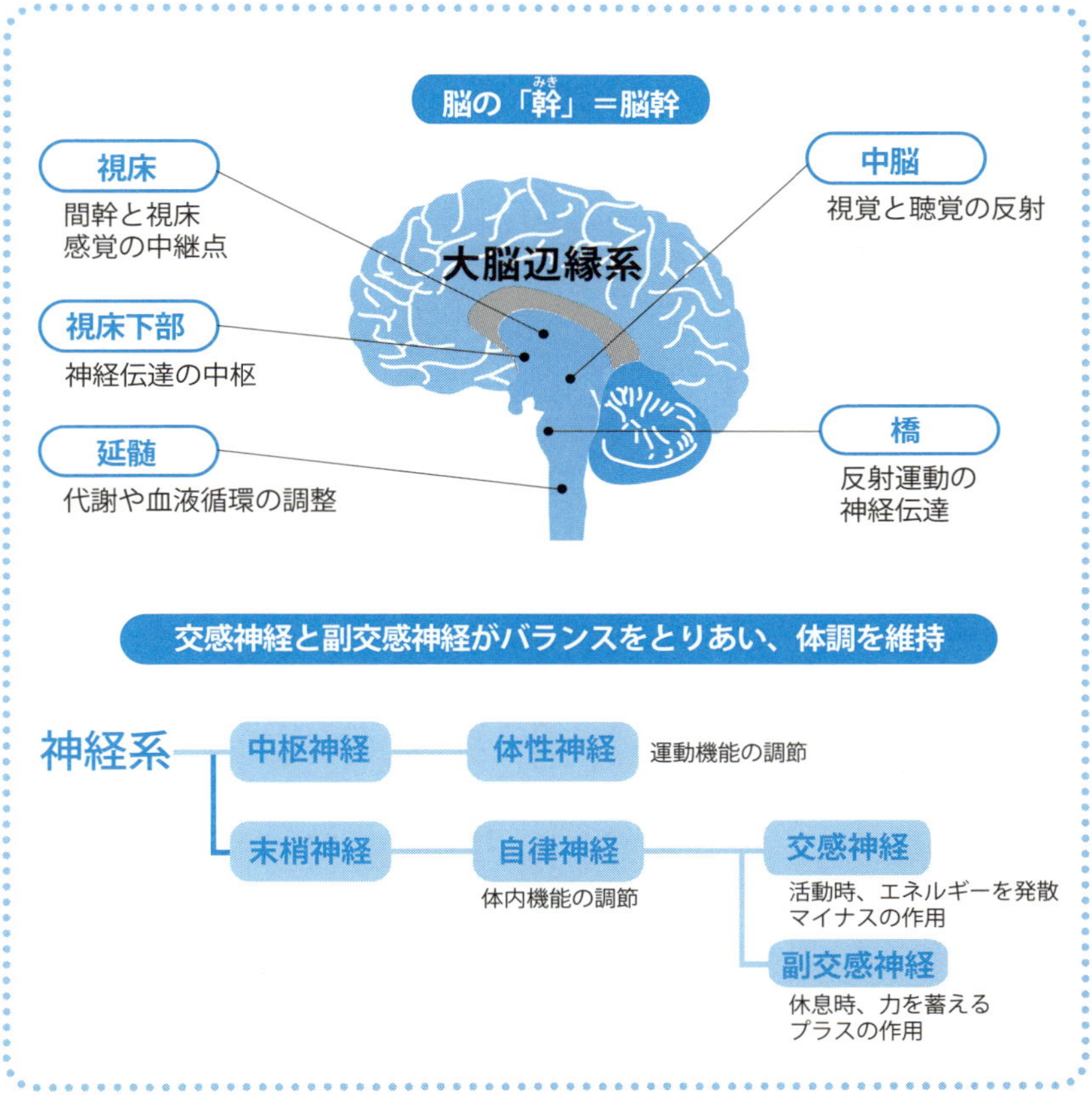

マイナスの関係で相反しています。

交感神経は、主に昼間の活動時、エネルギーを外への活動に振り分け、発散する場合に働きます。

副交感神経は、主に休息時や食事時、体力の回復を図り、栄養を補給し、エネルギーを充電する場合に働くのです。

このように、交感神経・副交感神経の2つの神経は通常、交互にバランスよく働いています。

しかし、何らかの理由でそのバランスが崩れ、それが長期にわたると、身体機能や精神面に不調が生じてしまいます。これが「自律神経失調症」です。

自律神経に直接、指令を送っているのは視床下部です。指令は、視床下部の下につながる脳幹から脊髄へと連絡して、自律神経に伝えられます。

ここがポイントなのですが、この自律神経は、大脳辺縁系に強く影響を受けているのです。

大脳辺縁系は、私たちの脳の中でも特に情動、すなわち食欲、性欲、睡眠欲などの本能や、生理的な快・不快、怒りや驚き、恐れなどを司っている領域です。

この大脳辺縁系を抑制しすぎすると、体力の低下や内臓機能の低下を招きます。行きすぎた禁欲生活を行うと、大脳辺縁系が欲求不満になって、かえって体を壊してしまうのです。

私たち人間には理性も重要ですが、本能的・野生的な部分が満たされることも、それと同じくらい重要なことです。

満たされない大脳辺縁系は、大きなストレスを抱えています。そのストレスは自律神経に悪影響を及ぼし、その結果、自律神経が乱れ、体や心の不調が出現するというわけなのです。

このストレスは、自律神経だけでなく下垂体や視床下部の機能低下を引き起こします。下垂体と視床下部の機能低下は、女性の場合では生理不順、男女に共通するものでは食欲不振・免疫力低下などの症状につながります。

大脳辺縁系を潤そう

そう考えると、大脳辺縁系をいじめるような、つらい禁欲生活も考えものです。

ですから、個人的には、飲酒や食生活の乱れがあっても、多少ならばよいのではと思っています。

自然治癒力を高める有名な食事療法に「ゲルソン療法」というものがあります。ドイツの医学博士マックス・ゲルソンが開発したものですが、これに従って10年間食生活を送ってきた人が、不幸にもがんになってしまったというケースもあります。

私も、自然治癒力を高めること自体は大いに賛成ですが、それとは別に、自分の好きな物も食べたほうがいいのではとも思います。

考えてみると、世界には「長寿の村」といわれる土地がありますが、極端にストイックな生活しているわけではなく、意外なほど、おおらかな暮らしぶりであることが多いようです。そういう意味では、やはりバランスと、無理をしないことが大事かと思います。

私自身、勉強も好きではないし、まったく禁欲とも縁がありません。ただ、医師を目指していましたから、大脳皮質を鍛えないと医学部にも行けないし、卒業もできないということで、いろいろと工夫をしながら、ワクワクして勉強に励んだものです。

体の内側（内臓）のことばかりを気にして、健康的な生活をしているわけではありません。

でも、好きなアートの世界に身をおいてみたり、ワイルドな旅をしたり、興味のあるワインの勉強をしてみたり、ある程度、本能を充足させる生活をしています。生命維持のためには、これがいいバランスなのではと思うのです。

大脳辺縁系は脳幹にも影響しているので、心臓の動きや呼吸などにも関係しています。

大脳辺縁系が脳全体に占める割合は、どの動物でもさほど変わりません。大脳辺縁系がもつ機能は、動物が生きていくうえで欠かせないのです。ですから、強く生きるためには、大脳辺縁系を積極的に潤すことが大事なのです。

ちなみに、記憶は、勉強などによって意識的に行うものと思われがちですが、先述のように、好きなことほど早く覚えられ、苦手なことはなかなか覚えられなかったりします。これは、こうした原始的な脳の働きによるものです。

section 10

最強の脳トレは「ながら運動」

運動の調整役・小脳

運動を司る代表的な脳の部分は小脳です。

小脳は、平衡器官や骨格器官の情報によって、姿勢を保ち、筋力のバランスを調整します。そして、全身の動きが大脳の指示通りになっているか、常にチェックしています。大脳による大まかな運動指令と実際の運動とのズレを修正、微調整する役割もあります。

運動の命令は小脳が行うのではなく、大脳からの命令をもとに、小脳がコントロールします。小脳は、その運動に必要な力や距離、スピードなどを、さまざまな感覚から入手した情報によって調整するのです。

私たちが、日常の動作をスムーズに行えるのも、小脳による微調整のおかげです。

アクション映画ではありませんが、敵に追い詰められ、３メートルの崖を飛び越えなければならないという状況に直面したとき、普通は、足がすくんで動けなくなってしまいます。

いくら大脳が「飛べ！」と命令しても、小脳が微調整を行って「飛んではいけない」という結論を出したために、このような状態になっているのです。

全感覚フル活用で脳をきたえる

小脳は、感覚から受け取る情報にもとづいて、こうした微調整を行っています。

私たちの持つ感覚は五感だけではありません。それ以外にも、さまざまな感覚が備わっており、大きく「体性感覚」「特殊感覚」「内

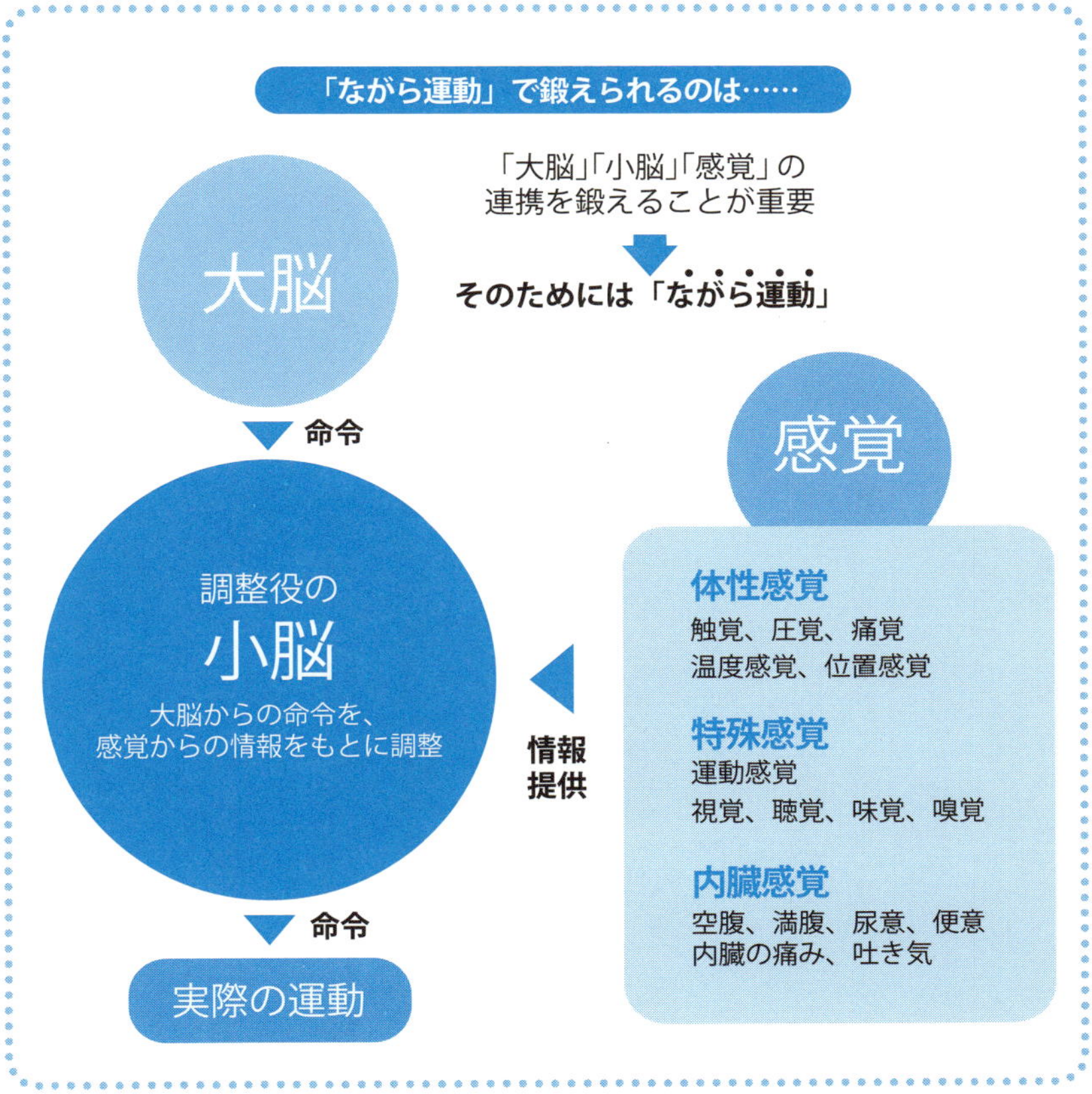

臓感覚」に分けられます。

五感のうち、触覚以外の視覚、聴覚、味覚、嗅覚は特殊感覚です。

体性感覚は、皮膚表面付近や筋肉、関節など、全身に受ける多様な刺激によって生じる感覚です。触覚や圧覚、痛覚、温度感覚、位置感覚、運動感覚がこれです。

残る内臓感覚とは、空腹、満腹、尿意、便意、内臓の痛み、吐き気などの感覚をいいます。

脳力を鍛えるためには、こうした感覚をフルに生かすことが、とても重要になってきます。このことは、小脳と学習との連携にもつながるものです。

「無心」になると脳はだらける

運動を上達させるためには、小脳の活用は不可欠ですが、小脳だけでは不足です。

走ること一つをとっても、ただ走るのではなく、「どう走ればいいのか?」「走るとはどういうことなのか?」と、脳を使いながら行うことが大事です。自転車をこぐにしても、ウォーキングにしても、同じです。上達に向けた思考をしながら、運動というイベントに取り組むことです。

小脳をきたえるとともに、五感と前頭葉も同時に駆使することも重要です。

つまり「無心」ではいけないのです。「無心になる」というと、集中できていて、よいことのように思えます。また、リラクゼーションとして見るならば、むしろ推奨できるものです。

しかし、脳をトレーニングしたいならば、「感じながら」「頭を使いながら」が原則です。なぜなら、五感と小脳と大脳を連携させることができるからです。

「ながら運動」で脳力アップ

学習力を高めるためにも、小脳と前頭葉との連携は重要です。

どのようにすればよいのかというと、計算をしながら軽くジョギングをする、ウォーキングをしながら暗記する、バランスボールをしながら一人しりとりをするというように、運動をしながら前頭葉を使った学習を行うのです。

愛知県大府市にある国立長寿医療研究センターと大府市による、MCI(軽度認知障害)の人を対象とした「認知症予防教室」では、こんな実験が行われました。

プログラムの内容は、前に2つさかのぼってしりとりをするなど、ほかの頭を使うことをしながら、息が軽く弾む程度のウォーキングをするというものです。

これを1年間続け、認知機能や脳内の画像、さらには海馬の萎縮度や活性を調べたところ、通常は年々低下していく記憶力が向上し、海馬の萎縮は食い止められるどころか改善していたそうです。

このように、小脳と前頭葉とのネットワークを利用しながら学習に励むことで、脳機能が活性化され、脳力アップにつながります。

体をきたえる＝脳をきたえる

認知症のような病気を別にしても、脳の機能は年齢とともに悪くなる傾向にあります。

運動は、そんな脳の老化に、極めて効果的なことがわかっています。循環系が老化して、問題が起きると、脳へ酸素やグルコース（栄養）を運ぶ血液の供給が減ることが考えられます。すると脳内のニューロンはきちんと仕事をすることができず、認知脳力が低下してしまいます。ですから、運動を定期的に行って、心拍数を上げることが大事なのです。

運動すると体のコリがほぐれて血行がよくなります。体の血行がよくなるということは、脳の血行もよくなるということです。脳の血行がよくなれば、脳により多くの新鮮な酸素とグルコースが、より速やかに届くのです。

さらに、運動は脳の微小な血管（毛細血管）の数を増やし、ニューロンへの酸素とグルコースの供給を増加させます。また、軸索とシナプスの成長を促進する多様なタンパク質の放出を引き起こし、シナプスの可逆性を高めて、海馬のニューロンの新生も増やします。こうした作用が、認知能力を高めると考えられているのです。

ちなみに、若い頃からずっと体を動かしてきた高齢者は、座っていることが多かった同年齢の人たちよりも、複雑な課題を適切に乗り切る能力がはるかに高いという研究データも出ています。

運動は、体だけでなく頭にとっても非常に大事なものなのです。

section 11

現代の病「睡眠負債」に立ち向かうために

動物は眠らなければ死ぬ

最近、注目されている言葉に、「睡眠負債」があります。

睡眠負債とは、毎日のわずかな睡眠不足が、まるで借金のようにじわじわと積み重なった状態のこと。生命を脅かすリスクが高いことが明らかになっています。

眠りが生命にとってなぜ重要なのか。その理由は詳しくわかっていませんが、ともかく、ほぼすべての動物は、眠らないと死んでしまいます。

実験では、ラットは4週間、ショウジョウバエは2週間で死にます。人間は「11日間不眠」というギネス記録がありますが、この時点でドクターストップがかかったことはいうまでもありません。

脳の機能を活用しながら、現代人の悩みである「睡眠負債」に対処するために、ここではまず、人間の睡眠についての基本的な事柄をご紹介しましょう。

体内時計

さて、私たちは皆、「体内時計」をもっています。２０１７年のノーベル生理学・医学賞が、サーカディアン・リズム（体内時計）を生み出す遺伝子とそのメカニズムを発見した3人の博士、米ブランダイス大学のホール博士とロスバシュ博士、ロックフェラー大学のヤング博士に授与されたことは、まだ記憶に新しいと思います。

睡眠には3つの仕組みがあり、このうち体内時計は①です。

①「疲れたから眠る」仕組み
（恒常性維持機構）

②「目覚めている状態を維持する」仕組み（覚醒調節機構）

体内時計の一日

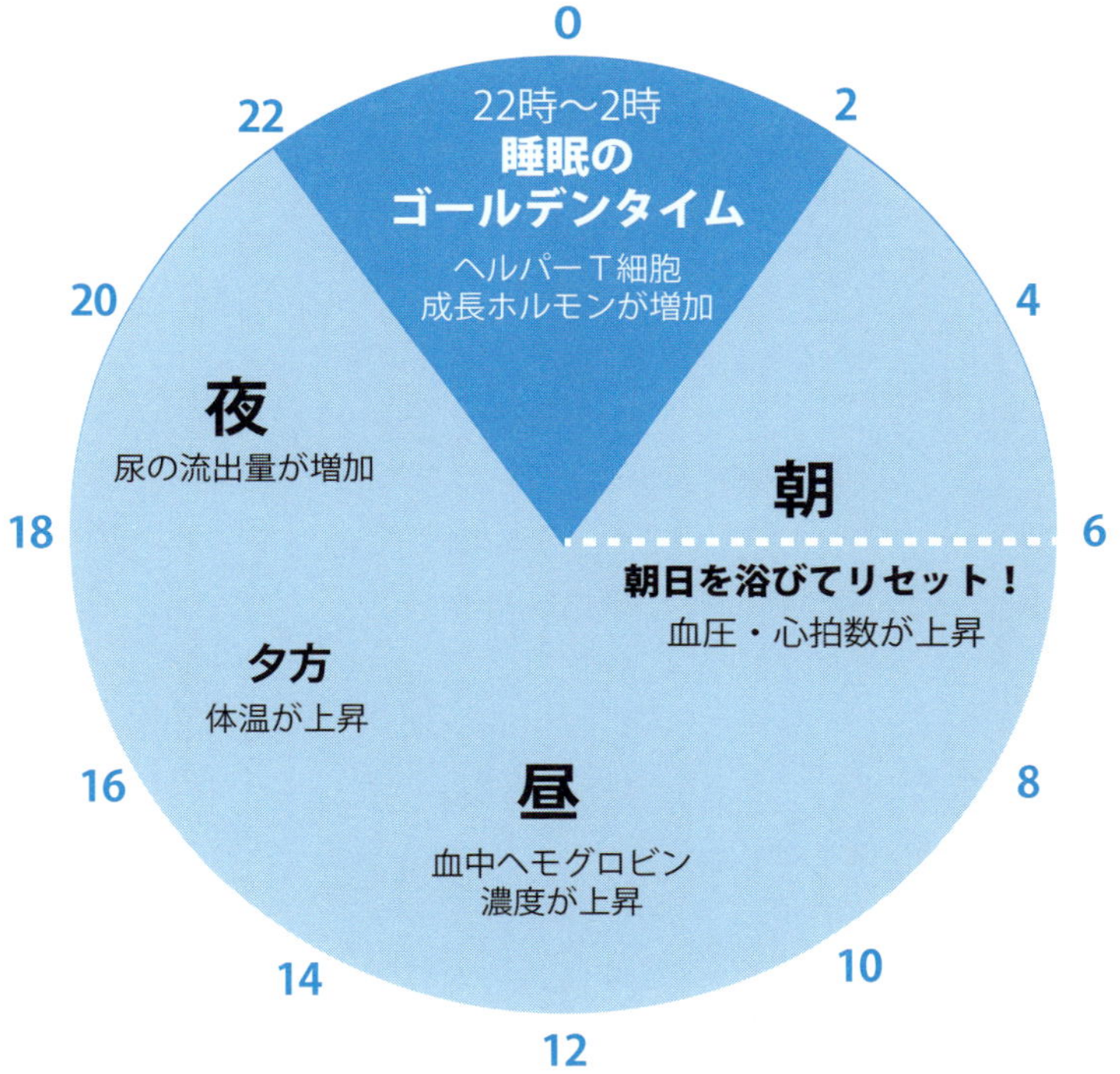

③「夜になると眠る」仕組み

私たちは、ふだん、あまり体内時計のことを気にしていませんが、体内時計は実は私たちの健康に大きく関わっていて、それは脳力にも影響を及ぼすものです。

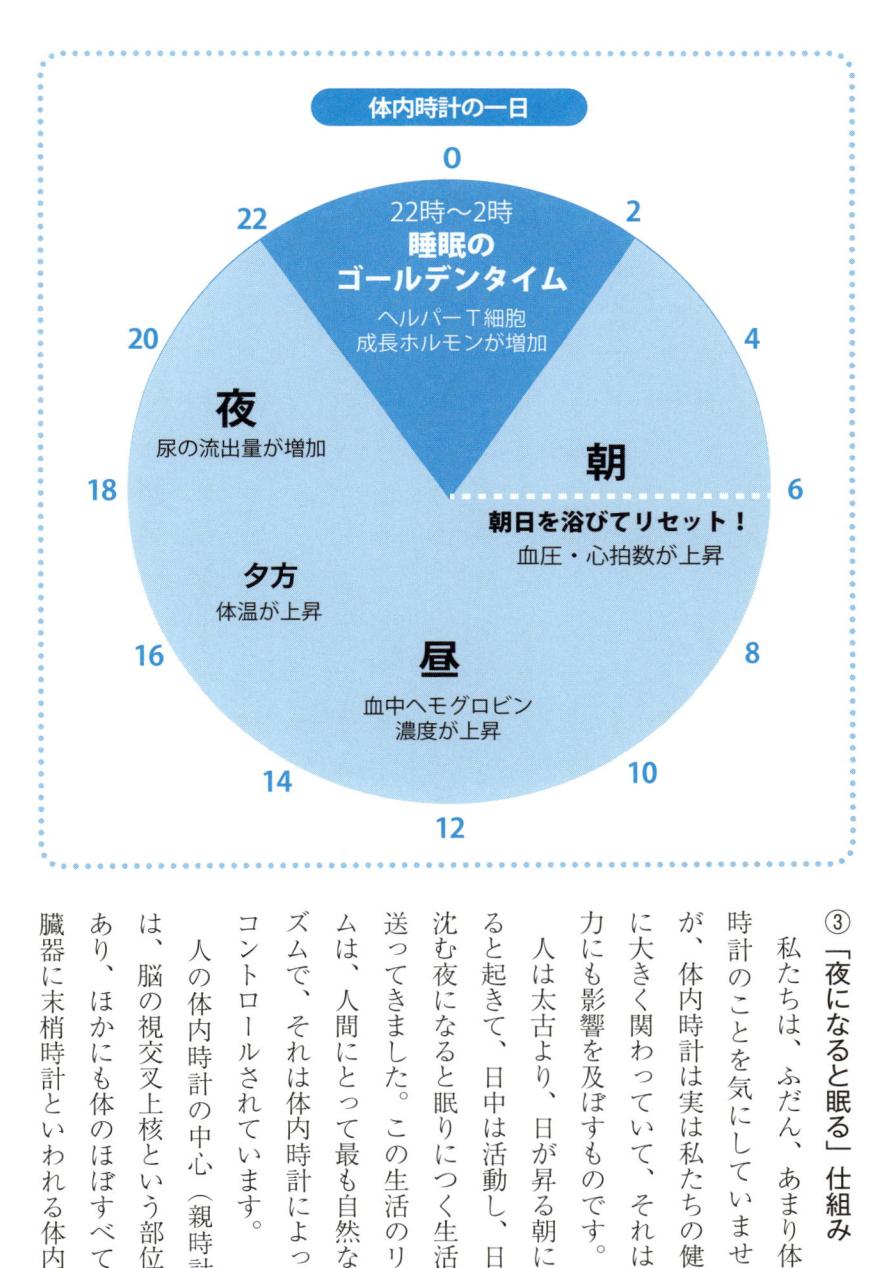

人は太古より、日が昇る朝になると起きて、日中は活動し、日が沈む夜になると眠りにつく生活を送ってきました。この生活のリズムは、人間にとって最も自然なリズムで、それは体内時計によってコントロールされています。

人の体内時計の中心（親時計）は、脳の視交叉上核という部位にあり、ほかにも体のほぼすべての臓器に末梢時計といわれる体内時計があります。そして、この末梢時計は、親時計からの指令でさまざまな生体リズムを刻んでいます。

人の体内時計の周期は24時間よりも若干長い場合が多いため、体内時計のタイミングを外界の24時間周期に一致させるシステムがあります。すなわち、体内時計は、毎朝光を浴びることでリセットされ、一定のリズムを刻みます。

睡眠のゴールデンタイム

私たちの体は、活動や睡眠といった、目に見える変化だけでなく、朝になると血圧と心拍数が上昇しはじめ、昼には血中のヘモグロビン濃度が最も高くなり、夕方には体温が上がり、夜には尿の流出量が多くなります。また、夜中には免疫を担うヘルパーT細胞の数が最も多くなり、成長ホルモンが盛んに分泌されます。

よく「睡眠のゴールデンタイム」といわれるのはこの時間帯で、一般的には22時から深夜2時とされています。

ゴールデンタイムを意識した睡眠をとることで、さまざまな面で睡眠の質が向上します。

具体的には疲労回復、免疫力の向上がはかられ、特に女性ならば美肌の維持にも効果があります。

また、成長ホルモンが体の組織を修復する際、体内の脂肪を分解して、エネルギーとして使用するため、太りにくい体になるともいえます。

時差ぼけと体内時計

飛行機の移動で時差ぼけを経験したことがある人は、多いと思います。

時差ぼけになるのは、体内時計のリズムが、外界の昼夜のサイクルとずれているためです。そうなると脳が勘違いし、起きていなければならないときに眠りたくなり、眠るべきときに起きていたくなります。

体内時計は、1日に1時間程度

のズレはリセットでき、外界に合わせることができます。脳の親時計が体温、空腹感（食べる・咀嚼する）、睡眠のリズムを管理して、外界のリズムと体内時計を一致させているからです。

ところが、ジェット機で3時間以上の時差がある場所に移動すると、ズレが直せずに、不眠や過眠の状態になってしまいます。外界のリズムと体内時計のリズムが互いにずれてきて、寝つきがよくない、眠い、集中力が続かないといったことにつながるのです。

なお、時差ぼけは、度重なると脳の健康に悪影響を及ぼすといわれています。時差の大きなところに頻繁に出かける人は、脳が傷つき、記憶に問題が起こることがあるそうです。

脳が傷つくのは、時差ぼけになったときに放出されるストレスホルモンが側頭葉と記憶を傷つけてしまうのが原因だと考えられています。

地上にもある、時差ぼけの症状

光を浴びると、1日のサイクルをリセットすることができますが、それは、正しい時間に光を浴びてこその話です。

ですから、不規則な生活を長く続けていると、飛行機で長距離を移動したときの時差ぼけと同じことが起こります。

仕事や学校に行かず、ずっと部屋にこもっている、やわらかいものものしか食べない、刺激もないという状態が続けば、親時計が狂ってしまい、1日中眠い、夜に眠れないといったことが慢性的に続くのです。

近年、在宅ワークがさまざまなメリットから注目されていますが、もし在宅ワークをする場合は、自己管理をしっかりしないと、体内時計を狂わせてしまう危険があります。

section 12

成功脳は睡眠中にできあがる

電気をつけて眠る誘惑

　怖がりだったせいか、私は小さい頃から、いつもテレビや電気をつけたまま眠っていました。今でも、10日のうち4日くらいは、つけっ放しで寝ています。それも、本が読めるくらいの明るさです。

　でも本当は、こうした習慣は脳や体にとってよくありません。自分は目を閉じているつもりでも、実際には光は感知されているからです。

　人間が眠っている間には、成長ホルモン以外にも、メラトニンやレプチンなど、さまざまなホルモンが分泌されます。

　メラトニンは、別名「睡眠ホルモン」と呼ばれ、夜がくると分泌されて、眠りを促します。

　ところが、光を感知するとメラトニンの分泌量は減少してしまうので、電気をつけて寝ていると、睡眠のバランスが崩れてしまうのです。

　ただ、私自身のことでいうなら、電気をつけて寝ると、ちょっと体がだるい感じはあるのですが、それと同時に、何ともいえない心地よさを覚えたりもするのです。

　話は学生時代にさかのぼりますが、試験前、電気をつけたまま横になって、「あと15分したら起きて勉強しなくちゃ」と思いながら、そのまま眠ってしまうというのが、お決まりのパターンでした。

　そうすると、翌日は当然だるい。もちろん試験もダメ。昼寝の延長か、昼酒を飲んだときのようなものです。それは、幸せな気分と少しの罪悪感が入り混じった感覚です。その「甘い誘惑」が、何とい

レム睡眠とノンレム睡眠

◎睡眠は浅い「レム睡眠」と 深い「ノンレム睡眠」の繰り返し

レム睡眠	ノンレム睡眠	レム睡眠	ノンレム睡眠	レム睡眠
約90分	約90分	約90分	約90分	約90分

レム睡眠

- 眼球運動がある
- 体は休んでいるが、脳は働いている
- 記憶の固定や情報の整理・統合が行われている
- 夢の多くはこのときに見る

ノンレム睡眠

- 眼球運動がない
- 体も脳もほぼ休んでいる

※「睡眠ホルモン」メラトニンは21時頃から上昇。
睡眠中に盛んに分泌され、朝に近づくにつれて分泌量が低下

えませんでした。

睡眠中も脳は働き続けている

睡眠の重要な働きの1つに「記憶の固定」があります。日中に記憶したこと――学習や経験を脳に定着させ、忘れないようにするためには、睡眠は不可欠です。

睡眠は、レム睡眠とノンレム睡眠という2つの状態に分けられます。この2つの睡眠は、一晩のうちに、交互に繰り返されます。

レム睡眠は、体は深く眠っているのに、脳が起きているような状態の浅い眠りで、眠っている間に、眼球が急速に動くのが特徴。それに対して、ノンレム睡眠は、眼球

運動が見られない深い眠りで、いわゆる脳が眠っている状態と考えられます。

記憶の固定は、浅い眠りのレム睡眠のときに行われます。記憶は、数週間〜数か月にわたる何らかの変換を経て、長期貯蔵されます。その間に、事実、出来事、経験の記憶は、最初の貯蔵場所である海馬から、大脳皮質へだんだん移されていきます。そして、それが行われるのが、レム睡眠時なのです。

さらに、レム睡眠時には、次に記憶を思い出す（引き出す）際にスムーズにいくように、新たな記憶をかつての記憶や経験と関連づける、索引をつけるような作業が行われます（情報の整理・統合）。

ですから、試験前の徹夜での一夜漬けは、ほとんど効果がありません。「覚えたら、よく眠る」。これが一番です。

眠りのさまたげは命をも脅《おびや》かす

ですから、眠っている人を無理に起こすと、記憶の固定をさまたげてしまいます。

そればかりか、睡眠をさまたげると、身体にさまざまな悪影響を及ぼします。

私は、医師になった当初、産婦人科に勤務していました。しかも月のうち27日間は当直。夜眠っていると、ブザーが鳴って起こされるという毎日でした。その生活が35歳近くまで続いたわけですが、ある時期から、吐き気が止まらない、何のアイデアも出てこないという、自律神経失調の状態になってしまったのです。

このように、睡眠遮断は、私たちの脳と体にダメージを与えます。その原因の1つとしてあげられるのが、コルチゾールというホルモンです。

コルチゾールは睡眠が遮断されなど、ストレスが多いと放出されます。こうしたホルモンは、学習能力を低下させることがわかっています。

ひらめきは夢の中に

私たちは夢を見ます。なぜ夢を見るのかは明らかにされていませんが、夢には「記憶のサンプリング」「再構成の手段」という大事な役割があります。

夢の多くは、眠りの浅いレム睡眠中に起こるようです。私たちの脳は、夢の中でさまざまな記憶を呼び起こし、必要な情報だけを残し、いらないものは捨てて、記憶の再構成をしてます。その人の日頃の考え方（マイナス思考、プラス思考）、職業や趣味・嗜好、さらには本能的な部分での特質などに左右されながら、再構成が行われます。

また、日常ではあり得ない荒唐無稽な夢を見るのは、海馬や原始的な大脳辺縁系が活発になり、逆に論理的な判断に関わっている前頭前野が眠っているからです。

ですから、素晴らしいひらめきや新しいアイデアが夢の中で浮かぶということは、大いにありえることです。海馬や辺縁系の大胆な記憶を、アイデアとして生かすことができるのです。

かの田中角栄氏は、夢を書き留めておくために、枕元にメモ帳を置いていたといいます。私も枕元に必ずメモ帳を置いています。そして私もよく、夢でひらめいたことに活路を見出します。

このことから、私が導き出した結論は、「前頭野人間」は優秀な歯車になれても、前代未聞の偉業を達成することはできないということです。

余談ですが、夢の中がそうであるように、なにかよいアイデアを出したいというときは、前頭野が少しマヒするくらいのアルコールがむしろプラスの役割を果たしてくれるかもしれません。

ジャズバーで少しお酒を飲んで、いい気分になる……。アイデアの原点は、そんなドロージーな状況で生まれるのではないでしょうか。（今もキャンドルを燻《くゆ》らしてワインを飲んでいます）

section 13

成功の素は「適度な緊張」「幸福感」

不安や心配はあったほうがよい

「不安や心配事は、できればないほうがいい」。みなさん、たいていはそう考えると思います。

しかし私は「不安や心配事は、前向きな行動の動機になる」と考えます。

不安や心配事には、実は、さまざまなメリットがあります。

仕事にしても、勉強にしても、スポーツにしても「もう十分やったから、これで満足」などということはありえません。もっと練習しなければ。もっと勉強しなければ。もっと、もっと……そうした動機づけとなるのが、不安や心配事なのです。まさに、私たちが生きていくために、必要な刺激なのです。

極端な言い方かもしれませんが、「不安を感じない人は、死が近い」というのが私の持論です。

煩悩こそ生きる証であり、悟りはすなわち死が近いことの証です。私の親もそうでしたが、うるさい人が急に穏やかになると、たいがい、死期が近いものです。

安心して、自信満々でしたことには、思わぬ落とし穴があるものです。自信をもちすぎると油断をし、緊張感が薄れ、失敗してしまいます。

車の運転でもそうです。「もしや人が飛び出しはしないか」という不安があるからこそ、そこにほどよい緊張感が生まれて、慎重な運転ができるのです。

医者が治療を行うときも同じです。「間違いはないか、これで大丈夫か」と自らに問うことで、成功します。

成功脳の大前提

①適度な緊張・不安

適度な緊張感や不安感があることで、
慎重さ、謙虚さが生まれる
（安心・自信は油断・失敗に。不安症は行動療法・認知療法で対処）

②幸福感

ヒント1　幸せは、**他人との比較**によって決まる

ヒント2　**選択肢が多い**と幸福感は生まれない

ヒント3　たまにしかない大きな幸せより、**小さくても頻繁に繰り返される幸せ**を

ヒント4　何事にも「**動機づけ**」

この場合の不安は「謙虚さ」と置き換えてもいいかもしれません。「私、失敗しませんから」は、ドラマの世界だけのお話と心得てください。

過度の不安を医学はこう解決する

とはいっても、過度の不安感は、少々やっかいで、よくありません。日常生活に支障をきたすほどの不安は「不安症」です。

過度の不安感を逆利用してプラスに変えるには、「行動療法」と「認知療法」が有効です。この2つは、軽度の不安神経症の治療法でもあります。

行動療法は、不安を引き起こす

状況を避けないことに重点を置き、そうした状況が実際は危険でないことを学習させます。

認知療法は、不安の原因である自分の思考パターンを理解してもらい、その問題についての考え方をより建設的なもの(プラス思考)へ置き換える療法です。

そのほか、ある状況の擬似的な状況に置くという方法もあります。つまり、本人が不安に思っているシーンを再現して、あえて嫌な思いをさせて、その後に成功体験を積み上げていきます。

年中けなされている人なら、褒められる体験をさせます。これは、苦手意識の克服にも有用です。

幸福感を生み出す方法

脳力を強化するには、脳が「幸せ」でなければなりません。不幸な脳では、成功脳をつくることはできません。

それにしても、幸せとは、何とも曖昧なものです。幸福感は、どうやったら生み出せるのでしょうか。

まず、最近の研究成果によると「私たちの幸せは、他人との比較によって決まる傾向にある」と言えるようです。

また、「選択肢が多いと幸福感が生まれない」傾向もあります。比較する対象が多いほど、あきらめた選択肢を惜しむ気持ちが生まれて、幸せが減ってしまうのです。

お店の品揃えがあまりにも豊富だと、これだと思って買ってきたのに、後から「やっぱりあっちのほうがよかった」ということになりがちです。

私たちは長い人生の間に、不幸な出来事に見舞われないとも限りません。そして、それに適応・克服していかなければなりません。

人間というのは、「瞬間的不幸」には比較的強いのですが、「慢性的不幸」には適応しづらいという特性をもっています。

ビジネスで大損をする、大事なものを失くしてしまった、というようなことは、わりと克服できるのですが、延々と続くいじめのように、毎日少しずつ不幸なことが起きると、耐えられません。

幸福もそれに似ていて、たまにしかない大きな幸せより、頻繁に繰り返される幸せのほうが、幸福度は高くなります。

ということは、毎晩、ほんの少しの時間であっても、気のあった友人と、くつろいで一杯飲むことで、宝くじに当たるより幸せな気分になれるものだということです。それに加えて、通勤ラッシュのような、毎日の不快感のもとになるものがなくせれば、幸福度は高くなります。

動機づけと幸福感の深い関係

さて、いくつかの脳領域にあるニューロンは「報酬」をもたらす事象に特別に反応します（報酬反応ニューロン）。そして、その報酬反応ニューロンの中には、ドーパミンを放出するものがあり、これは「予想外の報酬」で活性化されます。

ドーパミンは、いわば「幸福を目的とした行動ホルモン」です。ですから、ドーパミンをつくるニューロンが徐々に死んでいく「パーキンソン病」では、運動障害に加え、試行錯誤しながら学習する脳力が低下します。

このことから、勉強においても、仕事においても、強制感ではなく、幸福を感じる動機づけが必要なことがわかります。

幸福になるには「行動訓練」が有効だといわれています。

毎晩、「その日にあった良いことを3つ書きとめて、その原因を考えてみる」「感謝することを5つ書きとめる」などです。

こうした訓練を続けると、幸せ度がアップします。そして、その幸福感は、さまざまな学習の動機づけになります。

第2章

あなたの脳を「癒やす」「強くする」ために必要なこと

section 1

脳の疲れに正しく対処しよう

最近、疲れていませんか?

極端な体の疲れは、脳の機能にも影響します。今、社会では、長時間労働による弊害が問題となっています。「過労死」という言葉も、テレビなどでよく聞かれるようになりました。

私たちは、長時間働き続けると眠くなってきます。これは脳が「疲れているぞ!」と信号を送っているため起こる現象です。

過労になると、脳が必要とするエネルギーが不足し、脳機能が低下します。本当の意味で「疲れをとる」には、体と脳を同時に休めることが大事なのです。

また現代人は、対人関係の問題、不安感、イライラなど、日々多くの精神的ストレスを抱えています。脳の疲労は、肉体的ストレスだけでなく、こうした精神的ストレスも大きな原因です。

「ちょっと一服」はただの気休め

「疲労」は実際に体に溜まるもの、「疲労感」は「疲れた」という感覚のことです。

疲労感というのは、脳が私たちに送っている「休みなさい」というメッセージです。このときすぐに休息をとることが、健康な生活を送る上で重要です。

疲れたとき、コーヒーやお酒、タバコなどで一息つくという人は多いと思いますが、実はそれは、ごまかしにすぎません。一瞬疲労感は消えても、体に蓄積した疲労自体が回復するわけではないからです。

根本的なところからの回復をしないまま放っておくと、さらに心

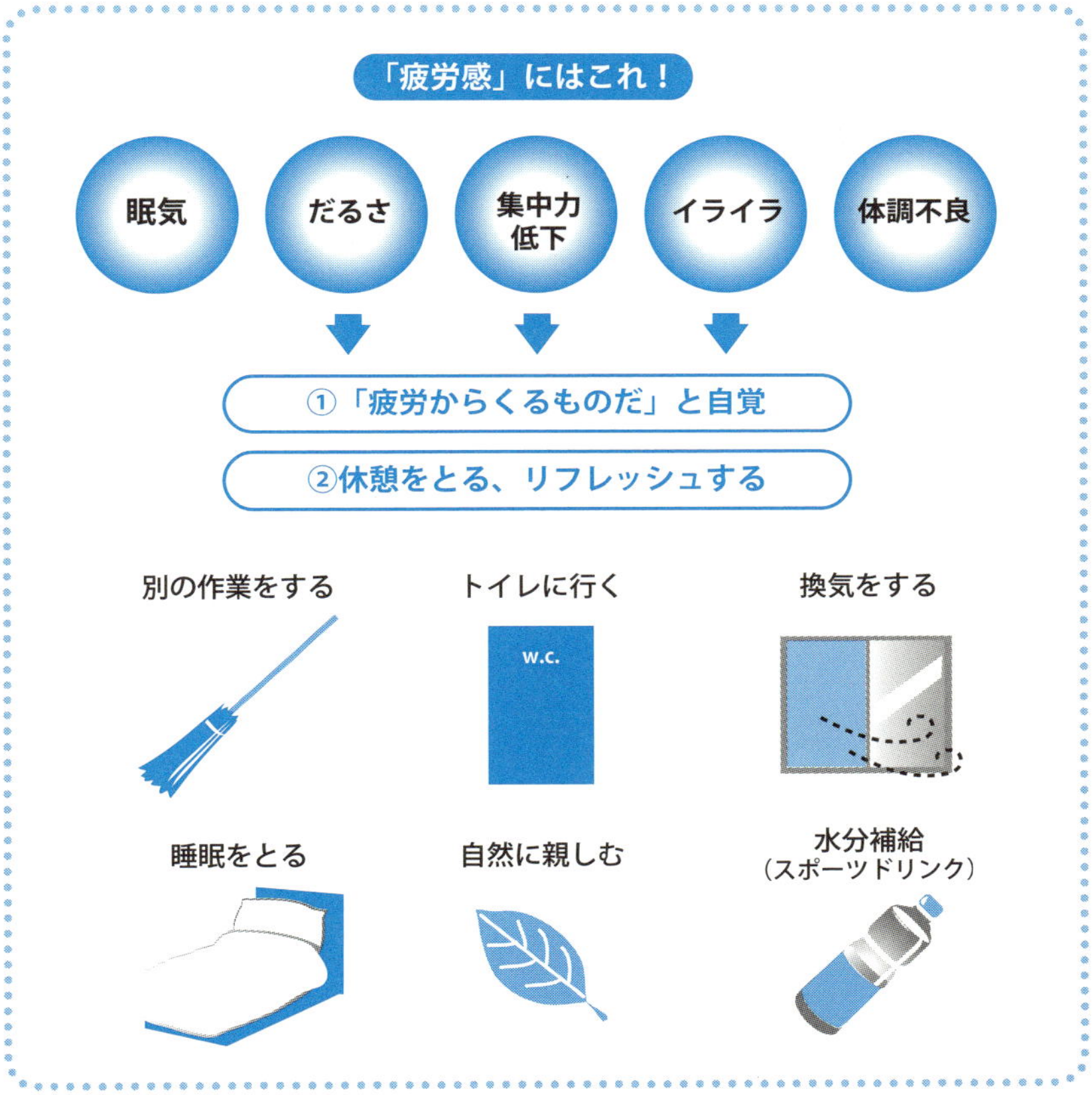

身の状態を悪化させてしまうことになります。

あなたの疲れの原因は？

私たちが「疲れた」と感じる原因は、「体と脳の疲れ」「精神的な疲れ」のいずれかであることが多いものです。

どちらも、慢性的なだるさや肩こりなどのサインを脳が送ってきますから、これらは「自覚症状のある疲れ」ということになります。

一方、徹夜をすると物忘れが増えるように、体に疲労が蓄積してくると、脳の記憶時間が短くなっていきます。このような脳の特徴を過程性といいます。こちらは、自分で気づきにくい疲れのサインといえます。

もう一つ、脳の疲労には、左右脳を同時に酷使したことによる疲労があります。こういうときは、睡眠を十分とることが望ましいといえます。

私などは、体が疲労困ぱいしていないかぎりは、この状態のときのほうが、むしろ良いアイディアが出る傾向にあります。

脳に効く「正しい息抜き」

さて、実際の疲労感には、どのようなものがあるのでしょうか。

眠気とだるさ

頭がぼんやりする、全身や足がだるい、昼間でも眠くてあくびが出る、目が疲れる、スムーズに動作ができないなど。

集中力低下、イライラ

思考がまとまらない、根気がなくなる、ちょっとしたことで感情的になるなど。

体調不良

頭痛、肩がこる、腰が痛い、めまいがする、瞼がぴくぴくするなど。

こうした症状は誰もが経験していることで、休息をとることで解消します。大事なのは、「これは疲労からくるものだ」と自覚することです。そして、脳の疲れを癒す習慣をつくることです。

仕事や勉強をしていて、飽きてきたら、無理せず小休止をとるようにしましょう。飽きるのは、脳が疲れているというサインです。別の作業をしたり、トイレに立ったりしたほうが効率が上がります。前章で紹介したように、私が受験のときは、45分間勉強して15分休憩しました。脳のためにはこれでよかったようです。

オフィス内のように、あまり変化のない環境では、ときどき窓を開けて風を入れたりすれば、脳の疲労は軽減されます。自然を感じる環境は脳にリラックス効果をもたらしますから、鳥の声が聞こえる、緑のある公園で昼食をとるのもよいでしょう。一日じゅう机の前に座っていたのでは、脳は疲弊してしまい、良いアイディアは出てきません。

「栄養ドリンクやエナジードリンクを飲んで、もうひと頑張り！」

そんな人もいらっしゃると思いますが、それらのドリンクの多くには、カフェインや少量のアルコールが配合されています。その作用で一時的な覚醒や高揚感が得られますが、疲労そのものの回復効果は、実は証明されていません。

そういう意味では、スポーツドリンクでの水分補給のほうがより好ましいと思います。

そういえば、こんなエピソードがあります。

医師国家試験でのことです。

大学受験では同時にいろいろな大学を何度でも受験することができますが、国家試験は1年に1度だけしかチャンスがありません。ここでだめなら、20数年間の努力は雲散霧消し、浪人生活を送らなければなりません。

そういう緊迫した状況のなか、私の後輩の何人かは、万全の態勢で試験に臨もうと、栄養ドリンクを飲みました。

まあ、そこまではふつうのことなのですが、彼らはそれを通常は1本でいいところ、5本も飲んでしまったのです。これでは、カフェインの過剰摂取です。

さあ、それからが大変です。激しい下痢と腹痛に襲われて、結局、試験を受けることができませんでした。

医師になろうとしている人間としては、少々心配な結果でした。

section 2

脳の働きをさまたげる「悪いクセ」とは

「好き」「嫌い」のレッテル

私たちの脳は、入ってきた情報にまず、「好き」か「嫌い」のレッテルを貼ります。このしくみを、もう少し詳しく見てみましょう。

目や耳から入ってきた情報は、大脳皮質の感覚中枢に入り、そこから「A10神経群」と呼ばれる場所に送られます。このA10神経群には、「危機感」「感動」「好き」「嫌い」「おもしろそう」「つまらなそう」などの感情を司る神経核が集中していて、受け取った情報に、こうした「感情のレッテル」を貼りつけるのです。

「好き」「おもしろい」というポジティブな感情のレッテルを貼られた情報は、脳の働きを高めます。すなわち、脳の理解力や判断力、思考力、記憶力などがアップするのです。

一方、「嫌い」「つまらなそう」といったネガティブな感情のレッテルを貼られた情報に対しては、脳は活発に動きません。「好きなことはすぐ覚えられるのに、興味がないものには集中できない」という現象は、こうした仕組みが脳にあるから起こるのです。

感情のレッテルが貼られた情報は、次に前頭前野へ行きます。その後、情報は報酬系に入っていき、脳への報酬となって、脳が機能するというわけです。

私は、こうした脳の仕組みを最大限に利用することで、成功脳をつくることができると考えています。

脳の「悪いクセ」3タイプ

ところが、脳には人それぞれに

脳の「悪いクセ」

脳は、入ってきた情報に「好き」「嫌い」のレッテルを貼る

「好き」は脳の働きを高めるが、「嫌い」では高められない

「好き」を増やしながら、
「嫌い」を生み出す**脳の「悪いクセ」を取り除く**

A
マイナス思考
・トラウマなどで自信がない
・思考停止
・愚痴が多い

B
堂々巡り
・同じことを繰り返す
・発想力が欠如

C
忍耐脳
・欲求を抑える
・できなくても「まあいいや」
・時折、感情が爆発

「クセ」があります。脳の悪いクセが、あなたの脳力アップを妨げているかもしれないのです。

ですから、まずはその悪いクセ・習慣を断ち切ることです。

「脳に悪い習慣」を持った脳をタイプ別にまとめてみました。自分はどれに当てはまるのか、チェックしてみてください。

A：マイナス思考脳タイプ

自分に自信がないマイナス思考タイプには、過去の失敗体験のトラウマなどが影響しています。「自分には絶対ムリ」「絶対うまくいかない」などと、常に後ろ向きの人がこのタイプです。

脳は「知りたい」と興味をもつことで発達します。ですから、日頃から興味がないことを避け、尻込みばかりしていると、考える力が低下してしまいます。

さらに、脳には自分を守ろうとする「自己保存」の本能と、正誤を判断して筋道を通す本能があり、ときに権威や多数派に迎合することがありますが、このタイプの人はそれが習慣化して、脳にバイアスがかかり、思考停止に陥ってしまう可能性があります。

また、自己保存のためにいつも「疲れた」とか「つまらない」といった愚痴ばかりを口にしていると、脳の働きにブレーキがかかってしまいます。このタイプは、良くないことばかり考えてしまうので、笑うことも少なくなりがちです。その結果、脳の判断力や理解力が衰えていきます。

B：堂々巡り脳タイプ

同じことを繰り返し繰り返しやるのが、このタイプです。

確かに、繰り返し緻密に考えたり、検証したりすることは大事です。しかし、何か困難な問題にぶつかったときにも思考が堂々巡りしてしまっていれば、突破口を見いだせません。

また、このタイプは、言われたことをマニュアル通りにコツコツこなしていくことで満足してしまう傾向にあり、新しい発想をすることが困難です。

学校の勉強でもそうですが、「A」「B」「C」「D」「E」という問題があって、「A」が解けたら、それを何度も繰り返して行う必要はありません。次は「C」と「E」を行う、5問全部ができるようになったら問題の順番をランダムにしてみる、新しい「F」という問題をいれてみるなど、新しいことにどんどん取り組んでいくことが大事です。

C：忍耐脳タイプ

やりたくないことを我慢して

やってしまうタイプです。

しかし、もともと自分が興味をもてないことややりたくないことにいやいや取り組んでも、すぐに忘れてしまって身につきません。何かを覚えるには、積極的に「それをやろう」という気持ちが必要です。それがなければ報酬系も働かず、記憶に結びつきません。

このタイプは、悔しがることもあまりありません。テストの成績が悪くても「まあいいか」。営業成績が悪くても「まあいいか」。これがクセになると、知らず知らずのうちに欲求を抑えるようになり、意欲が低下します。

さらに、こうした抑制された状態が続くと、あるタイミングで感情が爆発してしまい、とんでもないことをする可能性があります。いわば「キレた」状態です。

これでは、脳力アップは望めないでしょう。

脳に「良いクセ」をつけよう

A、B、Cの脳タイプは、いずれも脳力開発を妨げます。あなたは、どれかに当てはまりましたか？　まったく当てはまらないという方もいると思います。

かく言う私も、このどれにも当てはまりません。私は極端なプラス思考ですし、変化を好みすぎるほうで、我慢を一切しないタイプでもあります。

小学生のときなどは、テストの点数はいつも30点や40点。算数だけは例外的にいい点がとれましたが、他の教科、とくに国語の漢字はまったくダメでした。それでも「いつか一番になるんだ」と平気で思っていたくらいです（今は、もう少し、小学校の勉強をしておけばよかったと思っていますが）。

それに、たえずワクワクして過ごしていました。おもしろいと思ったら、何時間でもそれに熱中していました。こういう私の脳のクセが、結果的に脳に新しいエネルギーをどんどん供給し、脳をきたえてきたのだと思うのです。

section 3

脳力アップに結びつく「良いクセ」8選！

脳の「良いクセ」って何？

脳の疲労は、正確には「ストレス過多により、大脳新皮質と大脳旧皮質（大脳辺縁系、脳幹）の関係性が破綻し、正常な機能を果たせなくなった状態」をいいます。これは、脳力がアップした「成功する脳」には程遠い状態です。

脳の疲労を取り除くために、適度な運動や十分な食事・睡眠が欠くことができないのは、いうまでもありません。これらに加えて、脳にとって「良い習慣」「良いクセ」をつけることが大事です。それによって、脳の疲労回復はもちろんのこと、脳力を強化することができます。

脳にとって「良い習慣」「良いクセ」とはなにか。私の経験も交えて、お話ししたいと思います。

①気分転換

仕事でも勉強でも、気分転換が必要です。長時間の会議があるなら、途中でブレークタイムをとって体を軽く動かしたり、雑談をしたりして、気分を変えることが大事です。

もっとも、私の場合、小学生のときは勉強が嫌いでしたから、トイレに立ったり、お菓子を食べたりと、気分転換してばかりでした。おつかいを頼まれると、喜んで行ったものです。でも、今思うと、それがかえってよかったのだと思います。

繰り返しになりますが、「飽きる」のは脳が疲れているからです。1つの作業に集中し続けると、脳の一部が酷使されて活性酸素が発生します。つまり、酸化ス

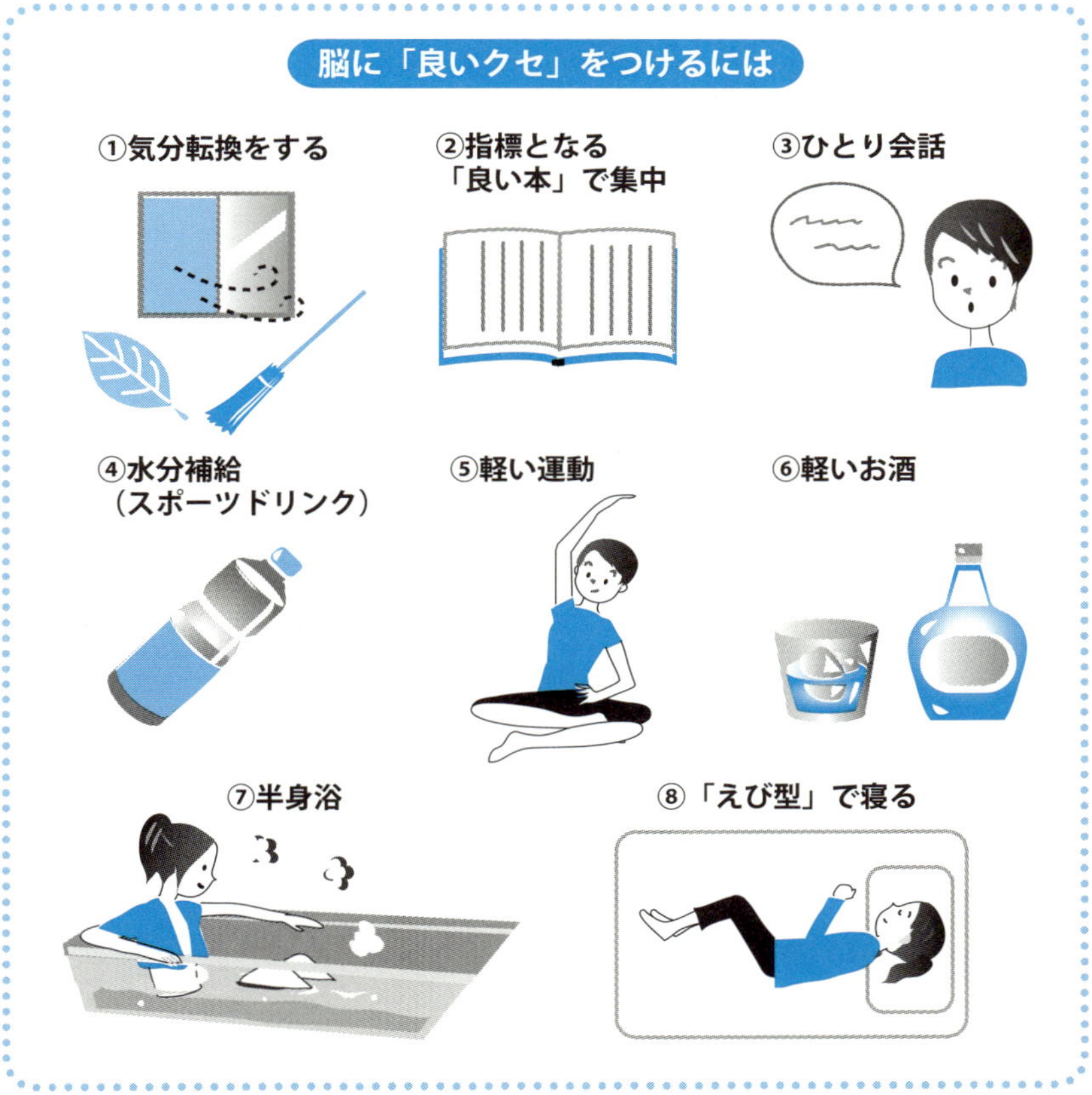
脳に「良いクセ」をつけるには
①気分転換をする
②指標となる「良い本」で集中
③ひとり会話
④水分補給（スポーツドリンク）
⑤軽い運動
⑥軽いお酒
⑦半身浴
⑧「えび型」で寝る

トレスにさらされた脳が「休ませて」というサインを送るのが「飽きる」ということなのです。

ちなみに、3時間に1回15分間休憩をとるよりも、1時間ごとに5分とったほうが、脳が情報処理をするうえではよいそうです。

②指標となる「良い本」で集中

遊びが大好きだった私が徐々に勉強をするようになったのは、小学校高学年～中学生になったくらいの時期からです。あの勉強嫌いがどうしてやる気になったのかというと、それは塾の先生や小・中学校の先生たちが、褒めて伸ばしてくれるタイプだったのが1つ。

もう1つは、指標となる良い本をたくさん読んだからです。

よく読んだのは、野口英世やペニシリンの発見者のアレクサンダー・フレミングなどの伝記本でした。その頃にはすでに医師を志していましたから、自分もそういう人になりたいと思っていました。また、親が傾倒していたということもあって、城山三郎の本はほとんど全部読みました。

この読書が、私に「もうちょっと頑張らなければ」という「やる気」を起こさせてくれたのです。

③ひとり会話

会話は、人とコミュニケーションとるために重要なツールです。やる気や創造力を司る前頭前野は、会話によって活発に働くようになりますが、私の場合は、いつも「独り言」を言うことで、この部分を活性化させています。

独り言というと、「何か不安を抱えていたりしてブツブツいう」といったマイナスのイメージがありますが、私の独り言は、何人かの登場人物を決めておいて、それらの人たちを一人で演じます。言葉もはっきりと声に出します。そうすることによって、脳の中が整理され、自分がなすべきことが見えてきます。

脳の疲れを回復させるには、同時に体をリラックスさせることも重要ですから、このような、体を使った独り言を提案したいと思っています。

④カフェインよりも水分を補給

気分転換にはコーヒーブレークもいいですが、コーヒーやお茶など、カフェインを含む飲み物は利尿作用があり、脱水が進みやすいデメリットがあります。

脱水すると、体から水分と電解質が失われ、血液循環が滞り、疲れが溜まりやすくなり、同時に集中力が低下します。

ブレークタイムには、電解質を含んだスポーツドリンクで水分補給をするとよいでしょう。

⑤軽い運動

脳が疲れているときは、汗をかくほどの運動はＮＧです。心拍数や呼吸数を急に上げると、体の機能を調節するために、脳や自律神経が酷使されることになります。すると、疲れが倍増してしまいます。運動するなら、ストレッチやヨガなど、血流を促すような、軽い運動にしましょう。

⑥軽いお酒

お酒を飲むと疲れがとれたような気がしますが、それはアルコールで脳がマヒしているからです。お酒の飲み過ぎは、体内で活性酸素を発生させ、細胞の酸化と損傷につながります。また、アルコールによって脳が萎縮するという報告もあります。

「酒は百薬の長」ということわざがありますが、あくまでも適量での場合です。お酒も血流を促す程度、少量をいただくくらいがちょうどいいのです。

⑦半身浴

入浴は、「ぬるめ（38～40℃）のお湯で10分以内」がおすすめです。熱いお湯に全身長くつかると、心拍数が上がって、かえって脳を疲れさせてしまいます。好きな入浴剤などを使うと、リラックス効果が期待できます。

⑧「えび型」で寝る

睡眠は、脳の疲労回復にとって、最も大事です。ぐっすりよく眠るには右を下にする「えび型」で寝るのがいいでしょう。疲れているときに仰向けで寝ると、喉の筋肉や舌の付け根が弛緩して、気道を圧迫し、いびきをかきやすくします。いびきによる無呼吸は、脳への酸素供給量が不足し、疲労の原因になります。その点、えび型の体勢は、気道が確保され、いびきをかきにくく、質の良い睡眠も得やすいということです。

section 4

健康オタクの医師が推薦「脳にも美味しい食事」

オススメは「はちみつ梅干し」

脳の疲労を回復させるには、脳に良い食べ物を積極的に摂ることも大事です。

自称「健康オタク」の私は、近頃、勘違いが多かったり、忘れっぽくなったこともあって、いくつかの食べ物にはまっています。

なかでも一番愛用しているのが、「はちみつ梅干し」です。原稿を書かなければいけないときなどは、とくに積極的に食べるようにしています。

梅干しには、疲れたときに体に溜まる乳酸を分解する「クエン酸」が豊富に含まれていますから、疲労回復にはもってこいです。

また、はちみつは、約40％がブドウ糖、約50％が果糖で、その他にも多くの栄養素が含まれています。ご存知のように、脳のエネルギー源はブドウ糖です。ですから、はちみつは脳の発育・維持に欠かせない食べ物なのです。

「カレー×青魚」の組み合わせ

もう1つ、はまっているのは、カレーにサバ缶やツナ缶を入れて食べることです。

サバやツナ（マグロ）に含まれるEPA（エイコサペンタエン酸）やDHA（ドコサヘキサエン酸）は、オメガ3脂肪酸の一つで、前者は、情緒を安定させて、鬱やイライラを緩和させる効果があるとされ、認知機能にも好影響を及ぼすとの報告もあります。後者は学習能力、記憶力の向上に効果があるとされています。

このサバ缶やツナ缶とカレーを合わせるのは、カレーのスパイス

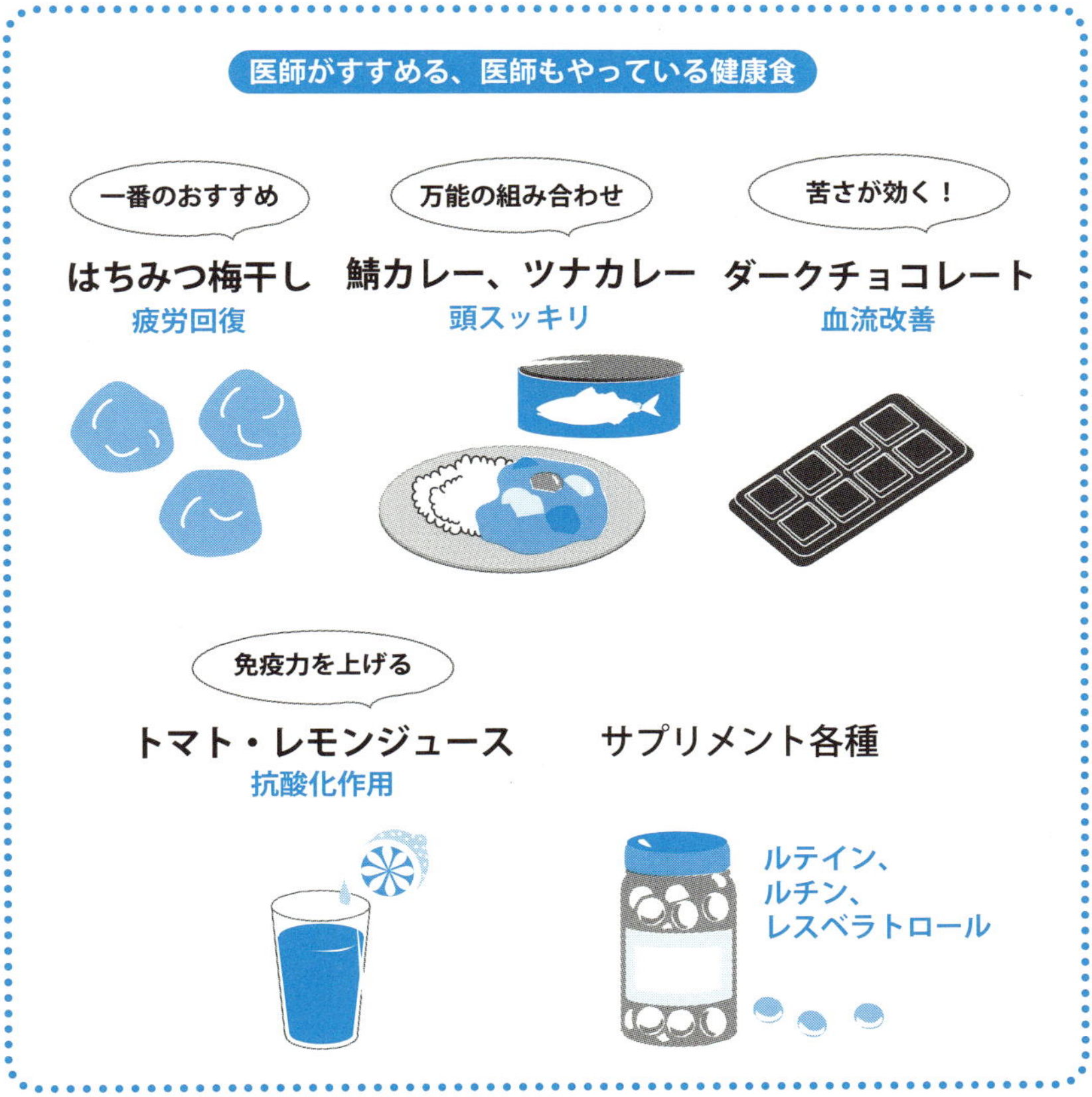

のウコンに含まれるクルクミンという成分に注目したからです。

クルクミンは、アルツハイマーの原因とされる物質の除去、脳神経の改善、脳の酸素量の増加など、脳にとって有益な作用をいくつももっていることが確認されています。

まだまだある「脳にいい」成分

ほかにも、ダークチョコレートや、トマトジュースにレモンを絞った飲料なども、積極的に取り入れています。

チョコレートに豊富に含まれるポリフェノールは脳内血管の血圧を下げるため、血流の改善に有効です。さらに、カカオポリフェノールは、脳の栄養といわれるＢＤＮＦ（脳由来神経栄養因子）に働きかけて認知機能を高めるといわれています。

トマト・レモンジュースは、トマトのリコピン、レモンのクエン酸とビタミンＣに注目です。リコピンは強い抗酸化作用があり、記憶力を強化し、脳細胞を攻撃する活性酸素を除去してくれます。

また、クエン酸は乳酸を分解しますし、ビタミンＣにも抗酸化作用があるので、トマトと合わせて免疫力向上の効果も発揮します。

サプリメント①　ルテイン

脳の疲労回復には、こうしたふだんの食事以外に、サプリメントや薬を摂る方法もあります。

薬剤は適応と十分な管理が必要となってきますから、我流では危険です。必ず専門医に相談してください。

脳疲労を回復するサプリメントには、記憶力、集中力、判断力の向上に寄与するもの、あるいは脳機能低下を防いだり、脳の基礎能力を維持・向上させるものなどがあります。

例えば、「目のビタミン」とも呼ばれているルテイン。

ルテインは、果物や野菜、卵黄などに含まれているカロテノイドの一種で、抗酸化作用が大変強く、脳に良いといわれている天然色素成分です。

私も、試しに飲んでみました。

ですが、いけなかったのは、使用方法に書かれている6倍の量を飲んでしまったことです。

2〜3時間で目が真っ赤になり、血が滴ってしまいました。いわゆる球結膜下出血です。すぐに止血剤を飲んだので大事には至りませんでしたが、医師としてはうかつでした。「サプリメントでも、やはり摂りすぎは怖いな」と反省いたしました。

ちなみに、目を守ることは、脳を守ることであると言い換えることもできます。

パソコンやスマホ、LEDなどから発せられるブルーライトは、水晶体を通過し、網膜の一部である黄斑に届き、活性酸素を発生させます。その活性酸素は、目のみならず、脳内の生体リズムを狂わせ、睡眠障害や自律神経失調症など、いろいろな不調を引き起こすからです。

サプリメント② ルチンなど

ルチンやレスベラトロールも、脳にいいサプリです。

ルチンは蕎麦に多く含まれる成分で、抗酸化作用をもつポリフェノールの1種です。このルチンは脳の細胞に作用して脳を活性化するとされ、とくに記憶細胞に効果があり、記憶力の低下を防ぐ働きがあります。

また、ルチンは、心臓疾患や動脈硬化、高血圧などといった生活習慣病の予防にも役立ち、高血圧や血糖値の改善効果があるといわれています。

レスベラトロールもポリフェノールの一種です。ブドウの茎や皮、落花生の薄皮の紫がかった赤い色に含まれる成分で、その強力な抗酸化作用と、老化を遅らせて寿命を延ばす遺伝子「サーチュイン遺伝子」の働きを高める効果が期待されています。

レスベラトロールは赤ワインにも含まれています。赤ワインを好んで飲むフランス人が、動物性の脂肪の多い食事をしているのに心臓疾患の死亡率が低いという、いわゆる「フレンチパラドックス」の秘密はこれにあるのではといわれています。

近年では、このレスベラトロールやその誘導体が脳機能に働くことがわかりはじめており、アルツハイマーの予防と抑制への効果が期待されています。

section 5

脳の疲労回復には血流の改善が最優先

脳の掃除は睡眠中に行われている

脳に老廃物がたまると、脳機能は低下します。したがって脳力を向上させるには、脳トレもさることながら、脳の老廃物の掃除を促すことも重要です。

私たちの体の中には、細胞外に排出された老廃物を運んで焼却する「リンパ系システム」があります。このリンパ系システムは全身に張り巡らされていますが、不思議なことに脳にはありません。

活発な器官である脳では、大量に老廃物がつくり出されており、それらを効率的に排出しなければなりません。

そのために、脳には「グリンパティック系」という、老廃物を運搬する導管システムがあります。グリンパティック系は、米ロンチェスター大学のメディカルセンターの研究チームによって発見されました。

とりわけ注目されたのは、同システムが睡眠中に非常に活発に働くという点です。すなわち睡眠中のグリンパティック系の活動は、目覚めているときの10倍以上も活発になるのです。

脳内の細胞には、大別するとニューロン（神経細胞）と、それ以外の細胞（グリア細胞）の2種類があります。グリア細胞はニューロンの栄養補給や脳バリア機構など、さまざまな役割を担っており、ニューロンの隙間を埋めるように存在しています。脳の中は、ニューロンとグリア細胞、血管などで、みっしりと埋めつくされています。

脳の周りには大きなプールのよ

脳をきれいにする「流れ」を整えるためにすべきこと

◎ 脳のお掃除

…脳脊髄液とグリア細胞が睡眠中に行うもの

→良い環境で十分な時間、睡眠をとる

✕ 脳内の炎症

…蓄積した疲労・負荷によってできてしまう

→「頭寒足熱」

✕ 血流の悪化

…疲労感の増幅、目の不調や鼻づまり、耳鳴りなどの症状

→前頭葉を冷やし、首を温める。
規則正しい生活。十分な睡眠。
ストレスを溜めない。バランスよい栄養。適度な運動

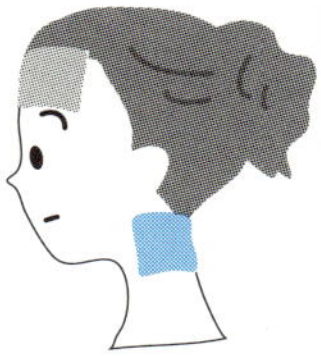

うなものがあり、そのプールの中には脳脊髄液という液があります。脳脊髄液は、別名「命の水」と呼ばれ、脳の保護をしてくれています。この脳脊髄液が、体のリンパ管のかわりに脳内からの老廃物を吸収し、血液中に排出します。

みっしりと埋め尽くされている脳の中は、細胞間の隙間が非常に狭く、脳脊髄液の流れも緩慢ですから、老廃物を押し流すのは困難だと従来は考えられていました。

ところが、睡眠中にグリア細胞が縮むことで、ニューロンの周りに大きな隙間をつくり出していることが近年わかったのです。

「記憶の整理と固定」をはじめ、

睡眠の重要性はこれまでもお話ししてきましたが、この睡眠中に行われる脳内清掃作業もまた、睡眠の高い重要性を示しています。

脳内の清掃は、脳と体の健康を大きく左右します。脳力アップには、この理解が不可欠です。

脳力アップのさまたげ「炎症」

もう一つ、脳力アップを図るために注意しなければならないのが、「炎症」です。

最近、慢性疲労症候群の患者は、脳内の広い範囲で炎症を起こしていることが解明されました。疲れが蓄積すると、脳が疲弊して炎症が起こると、現在では考えられています。

慢性疲労症候群とは、頭痛や微熱、筋肉痛などといったさまざまな症状とともに、激しい疲労感に襲われ、長く生活に支障をきたす疾患で、かねてから「引きこもり」状態の因果関係の一つとして指摘されています。

炎症は、健常者の場合でも、環境や仕事の内容が変わるなど、体の負荷が過剰になった状態を無理を続けてしまうと起こります。

また、睡眠不足だったり、睡眠の質に問題があるときにも起こる可能性があります。例えば、夜遅くまで働いていると、交感神経が優勢になっていますから、寝ようと思っても眠れなくなったり、睡眠が浅くなることがあります。そういう状態が長く続いて、脳のダメージがある一線を越えてしまうと、自力ではなかなか回復できません。ですから、崩れた睡眠のリズムを続けるのは避けたいところです。

炎症には「頭寒足熱」

脳内で起こる炎症は、ケガをしたときに、皮膚が赤く腫れるような状態です。しかし、無理をすると、炎症の度合いが増して、ニューロンがダメージを受けると考えられています。

炎症の対処法は、基本的には

「頭寒足熱《ずかんそくねつ》」です。暖房の効きすぎる部屋にずっといたりすると、頭がボーっとしてきます。いわゆる「のぼせる」という状態です。

この「のぼせ」状態は、危険信号で、放置すると脳がオーバーヒートしてしまいます。

また、頭が温まりすぎると、脳機能が低下して、集中力がなくなってしまいます。「頭寒」には、腫れを抑え、脳機能の低下を防ぐ効果があるのです。

血流スムーズ＝暮らしスムーズ

体にとっても、脳にとっても、血流は非常に重要です。

脳の血流が悪くなると、脳への酸素やブドウ糖が不足して、脳疲労を招きやすくなります。さらに、脳疲労を起こすと、脳だけでなく、頭部全体への血流が悪くなっている可能性が高く、目の不調や鼻づまり、耳鳴りなどの症状が出現することもあります。

これを防ぐためには、前頭葉は冷やし、首筋は温めたほうがいいでしょう。

なぜなら、心臓から送られてきた血液は、首筋を通って脳に行きますから、血液が首筋をスムーズに流れるように温めることが大事なのです。また、同時に肩や太ももを温めることも有効です。

血流を良くするには、基本的に、

・規則正しい生活
・十分な睡眠
・ストレスを溜めない
・栄養バランス
・適度な運動

などが大切になってきます。

そのほか、84ページでも一部を触れたように、納豆や青魚、海藻、玉ねぎ等々、血液をサラサラにする食品を摂ることもよいかと思います。

section 6

過剰なストレスで脳はどう変化する？

ストレスをいかにして取り除くか

私たちの脳は、ストレスによってダメージを受けることがわかっています。すなわち、ストレスは、脳神経のネットワークを乱し、記憶力の低下や、良い判断ができない状態をつくってしまうのです。

脳にストレスがかかると、脳内部に張り巡らされているニューロンから、ノルアドレナリンやドーパミンなどの神経伝達物質が放出されます。ノルアドレナリンは、分泌されることで交感神経を強く刺激するため、神経が高ぶり、イライラしやすく、攻撃的になりやすくなる物質です。ドーパミンは意欲やモチベーションを高めますが、過剰に分泌されると、意欲や欲求の暴走につながります。

そして、これらの神経伝達物質が前頭前野に溜まってくると、ニューロン間のネットワークが弱まってしまいます。

前頭前野は「考える脳」です。つまり、ストレスの多い状況では、この前頭前野が働かなくなってしまい、良い発想や判断ができなくなってしまうのです。

ストレスが溜まって、気分が滅入っているとき、私が推奨したいのが海外旅行です。

なぜかといいますと、海外に行くと、言葉が変われば、食べ物も変わります。場所はどこでもいいのですが、ラオスとかキューバのような、日本とはまったく異なる文化をもった国のほうが、なおよいと思います。行くだけで、気分が格段に変わるような環境が好ましいのです。

そのような体験をすると、「こ

ストレスに関係するホルモン・神経伝達物質

脳内物質の種類	主な作用	主な過剰症
アドレナリン	筋肉を緊張させる、血液量、心拍数、血圧などを上昇させる（肉体に作用）	イライラ 怒りやすくなる
ノルアドレナリン	不安感や緊張感、集中力を高める（精神に作用）	イライラ 怒りやすくなる
ドーパミン	快楽感、意欲を高める	意欲・欲求の暴走（依存症など）
セロトニン	不安感や恐怖感、怒りを調節。アドレナリン（ノルアドレナリン）とドーパミンが暴走しないよう血糖値を高める	過度な緊張・興奮、ドキドキ、吐き気、下痢
コルチゾール	ストレスを受けたときに多く分泌され、身体を守る。過剰になるとセロトニンの働きが低下	海馬を萎縮させる
グルココルチコイド	不安感や恐怖感	神経症など

ういう世界があるのか」と感動し、心が広がり、不思議と勇気が湧いてきます。

ストレスが強まると……

強いストレスを長期にわたって受けると、人はもの覚えが悪くなったり、思い出せなくなったりします。

通常、ストレスが加わると、コルチゾールというストレスホルモンが分泌されます。コルチゾールによって私たちの体は血糖値を高め、エネルギーを得ます。つまりこれはストレスという緊急事態に適応した反応であり、コルチゾールは人間にとって不可欠なホルモンなのです。

ところが、強いストレスが長く続くと、このコルチゾールが大量に分泌され、脳の海馬を萎縮させることが明らかになってきました。すでにおわかりのように、海馬は記憶に関わる領域で、アルツハイマー病では、この海馬が萎縮しています。

ニュースなどでＰＴＳＤ（心的外傷後ストレス障害）という言葉をよく耳にすると思います。

ＰＴＳＤは、生命の安全が脅かされるような出来事や、強烈な精神的ショック（外傷体験）を経験することによって、それがトラウマ（非常に深い心の傷）となって、時間が経過してからも同じような恐怖を感じ続け、心身にさまざまな症状を引き起こす疾患です。このＰＴＳＤの患者の脳を調べると、アルツハイマー病と同じように、海馬が萎縮しています。

ＰＴＳＤは、自然災害、重大事故（交通事故、飛行機事故など）、性的・肉体的な暴行や虐待、戦闘体験、犯罪被害、テロによる攻撃のような外傷体験が原因となり、外傷体験の衝撃が大きいほど、発症リスクも高まります（ただし、同じような体験をしたからといって、全員が発症するわけではありません）。

米国の戦争帰還兵には、このＰＴＳＤの患者が多くいますが、戦争という強いストレスによって海馬が著しく萎縮し、記憶喪失になるケースもあるそうです。

先述のように、強いストレスは前頭前野にもダメージを与えます。思考や判断、集中、衝動の抑制などを司る中枢である前頭前野は、慢性的にストレスが加えられると、その機能が低下して、人間らしい高度な活動ができなくなってしまいます。

そして、自分の周りで起こるさまざまな事象に対して、異常に臆病になり、びくびく、おどおどした行動をとるようになります。

不安や恐怖がうずまく脳内で

強い不安や恐怖を感じると、私たちは、心臓がドキドキしたり、手のひらが汗ばんできたり、ひどいときは息ができなくなったりします。それは、扁桃体が、体のストレス反応をコントロールする視床下部と直接つながっているからです。

扁桃体は交感神経を活性化させ、グルココルチコイドと呼ばれるストレスホルモンを放出させて、不安や恐怖を引き起こします。不安神経症の一部は、この扁桃体が活性化しすぎることが原因だといわれています。

扁桃体は、感覚器官からじかに情報を受けているので、その反応は「スピード優先」です。

しかし、より慎重な脳の領域で分析すると「恐れることはない」と判断されることがよくあります。そんなときは、前頭前野が扁桃体を抑制して、不安を消します。

この過程がうまく機能していないと、危険が去っても、不安がずっと続いてしまうことになります。

脳が分泌するホルモンの一種・セロトニンは、不安や怒り、恐怖の感情に適度なブレーキをかける役割も担っています。

セロトニンは脳を興奮させる神経伝達物質ではありますが、落ち込んだ心を励ますと同時に、感情の暴走を鎮めながら、心を穏やかにする働きがあります。

また、セロトニンが活性化すると、前頭前野の血流が増え、不足すると血流は滞ってしまいます。

血流が増加したということは、前頭前野が活性化したことを意味します。セロトニンは前頭前野を活性化させ、その結果、脳機能のバランスを調整し、私たちに平常心をもたらします。

section 7 脳力の強化は心の病気も遠ざける

「慢性疲労」と「慢性疲労症候群」

慢性疲労症候群は、脳機能の低下が、異常な倦怠感を引き起こしている症状です。いわゆる「慢性的な疲労」とは異なり、病気の一種です。

診断基準ができたのが1988年と比較的遅く、日本でも90年代頃から国際診断基準に基づく症例が報告され、現在も患者数が増加し続けています。

主な症状は以下の通りです。

・微熱、頭痛、喉の痛み

カゼをひいたときのような症状で、平熱より0・5～1・5℃程度高い熱が、半年以上にわたって続きます。

・疲労感

疲労感が引き起こされます。仕事や育児など、原因がはっきりしている場合は慢性疲労であり、慢性疲労症候群ではありません。

・筋肉痛

激しい運動をした後のような筋肉痛が出現します。

・不眠と過眠

不眠と過眠が1日のうちに同時に現れることもあります。

・気分障害

うつ病に似た症状が出現し、気分の落ち込みが続きます。

慢性疲労症候群のメカニズム

その原因として、これまでさまざまな学説が出されていますが、決定的な病因は特定されていません。しかし、そのメカニズムは、

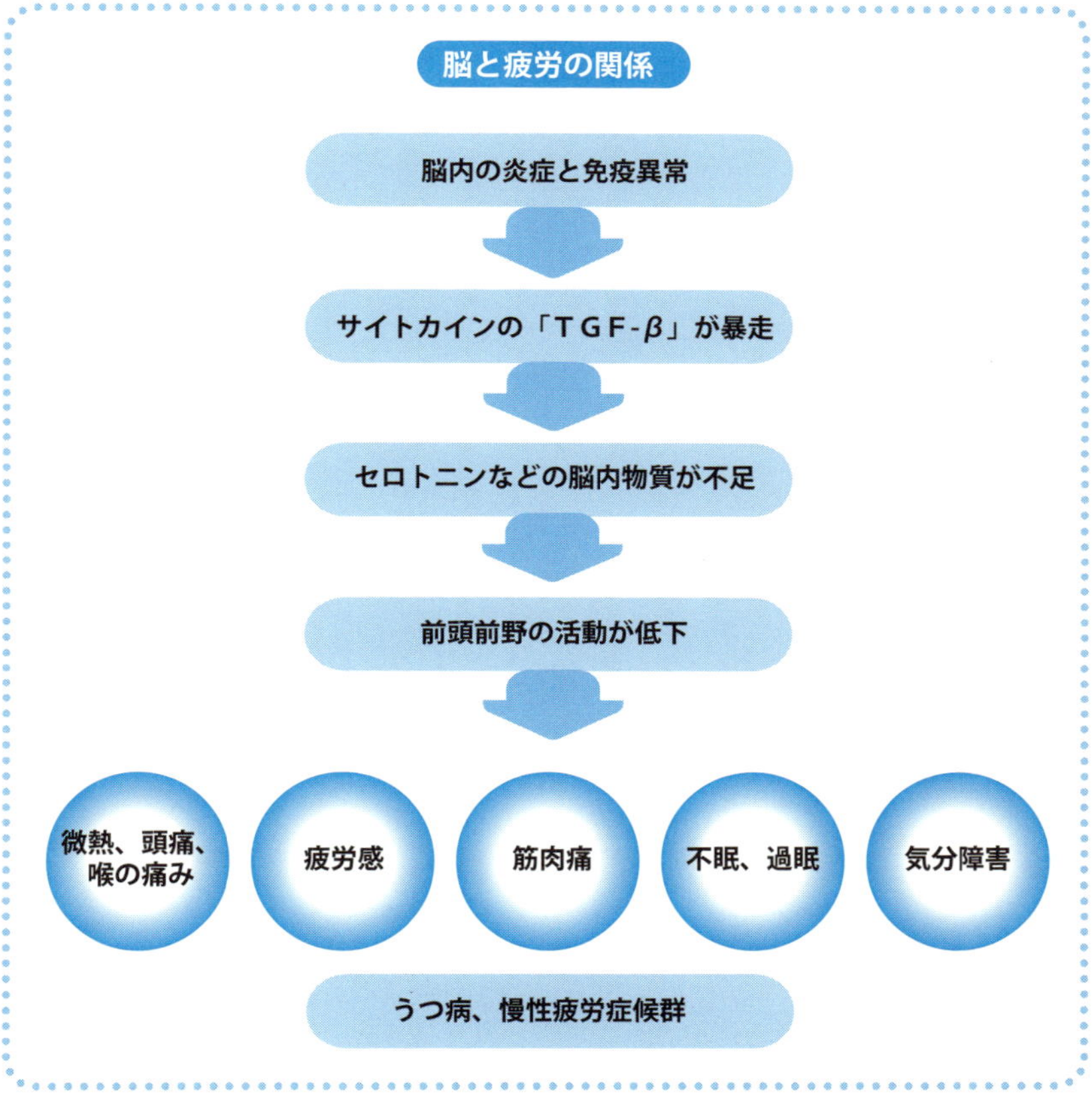

徐々に解明されつつあります。

脳と疲労の関係も明らかになってきました。

ＡＴＭＴ法という測定方法で、健常者と慢性疲労症候群の患者の脳の活動状態を測定した実験では、健康な人は課題を行ううちに、大脳皮質の目に関わる視覚野の活動が下がったのに対して、慢性疲労症候群の患者は、視覚野はもちろん、ほぼ使っていない聴覚野の活動まで低下したという結果が出ています。

また、慢性疲労症候群の患者の脳を調べる調査では、前頭前野が萎縮し、脳内のさまざまな場所で、アセチルカルニンやセロトニンといった神経伝達物質の代謝が減少していたそうです。

さらに、疲労状態にしたラットの脳脊髄液を健康なマウスに注入したところ、元気がよかったマウスが疲れた状態になってしまったという実験結果も出ています。その原因を分析してみると、マウスに疲労をもたらしたのは、免疫物質のＴＧＦ-β（トランスフォーミング増殖因子）であることがわかりました。

ＴＧＦ-βは、生体の恒常性を維持する重要なサイトカインの１つで、細胞の分化、遊走、接着に関与し、創傷治癒、炎症、免疫など、幅広い範囲で重要な役割を果たしています。

このＴＧＦ-βが暴走して、アセチルカルニンやセロトニンなどの神経伝達物質の生産を抑えてしまい、脳に好ましくない影響を与えるというのです。その結果、情報伝達が活発に行われなくなり、疲労を引き起こすと考えられています。

当院のある患者さん（女性）は、就職したとたんに慢性疲労症候群と診断され、３年間の休職を余儀なくされました。

「もう、だるくて、だるくて仕方ない」と当院を受診されたので、ＮＫ細胞（ナチュラルキラー細胞）やＴｈ１・Ｔｈ２という免疫細胞を指標にして、免疫のバランスを整える治療をしました。

すると、あれだけつらかった慢性疲労が徐々に改善され、まずはスポーツジムに通うようになり、仕事もアルバイトからはじめ、今では正社員として働いています。

当院では、同様の例がほかにもあって、５人くらいの慢性疲労症候群の患者さんが、リンパ球療法によって改善をみています。

慢性疲労症候群の患者さんは、脳内の炎症が健康な人よりも広く見られますが、脳の慢性炎症によって免疫異常が起きたのか、免疫異常によって炎症が起きたのかは、現段階では解明されていません。

ただ、慢性疲労症候群、脳の炎症、免疫異常の3つが密接に関係しているのは間違いありません。

うつ病にならないために

慢性疲労症候群は、他人からすれば、単に怠けているだけと誤解されがちです。本人にとって、それはとてもつい状況です。安易な偏見で「怠け者」と決めつけるのは禁物です。

よく似ている病気に「うつ病」があります。

怠け者は、やらなければいけないことがあっても、あれこれ理由をつけて、それを先延ばしにしたり、やることを放棄する人のことをいいます。単なる怠け者の人は、趣味やテレビを楽しく見たり、会社帰りに飲みに行ったり、休日には、遊びに出かけたりということならば、活発に行動することができます。

うつ病には、集中力や記憶力が低下したり、自分を責めて、ときには自殺を考えるといった特徴があります。以前は楽しめていた自分の趣味にも、まったく興味をもてなくなります。

やらなければならないことがあるのに、チャレンジしたいはずなのに、それに反して行動に移せないのが、うつ病です。

うつ病を発症する人の特徴として、生真面目、几帳面、完璧主義、責任感や義務感が人一倍強いなどがあげられます。

また、言いたいことが言えず、感情を押し殺してしまうタイプも要注意です。そういう人は、「自分が我慢すれば大丈夫」と考えがちだからです。それではストレスが溜まってしまいます。

ときには羽目をはずして、脳を解放してあげましょう。心がけることは「いい加減」「楽天的」「ポジティブ」、そして「息抜き」です。これは、脳力向上にもつながることです。

section 8

身近に潜む脳の病気「認知症」を知る

物忘れと認知症、どう違う？

「最近、人の名前が出てこない」「リビングに来たけれど、何を取りにきたのか忘れてしまった」

私にも、こんなことがしょっちゅうあります。でも、あまり気にしないようにしています。

こうした「もの忘れ」は、「良質の健忘」です。すなわち、「知識」としての記憶が、一時的にでてこない状態です。老化現象の一つですから、そんなに悩む必要はないのです。

記憶力は20代をピークに年齢とともに減退するもので、生理的なもの忘れの頻度は多くなりますが、認知症のもの忘れに発展するものではありません。

これに対し、認知症は、進行すると、日常生活にまで支障をきたす疾患ですので、一般の物忘れとは別ものです。

単なる物忘れは、本人が物忘れを自覚していて、柔軟に対処しようとしますが、認知症は「忘れたということ自体を認識できない」状態です。また、物忘れは、体験の一部を忘れているだけなので、何かきっかけがあれば思い出すのに対し、認知症は体験のすべてを忘れる、記憶が完全に抜け落ちていることが特徴です。

孫の名前を思い出せないのは単なる物忘れ、孫がいること自体を忘れているのが認知症です。

認知症の原因と種類、症状

認知症は、脳の神経細胞（ニューロン）が、さまざまな原因で死んでしまったり、働きが悪くなることで、認知機能が低下するために

もの忘れと認知症の違い

もの忘れ
- 本人が忘れていたことを自覚
- 老化現象で、仕方がない

認知症
- 本人が忘れていたことを自覚できない
- 病気で、診察が必要

アルツハイマー型認知症

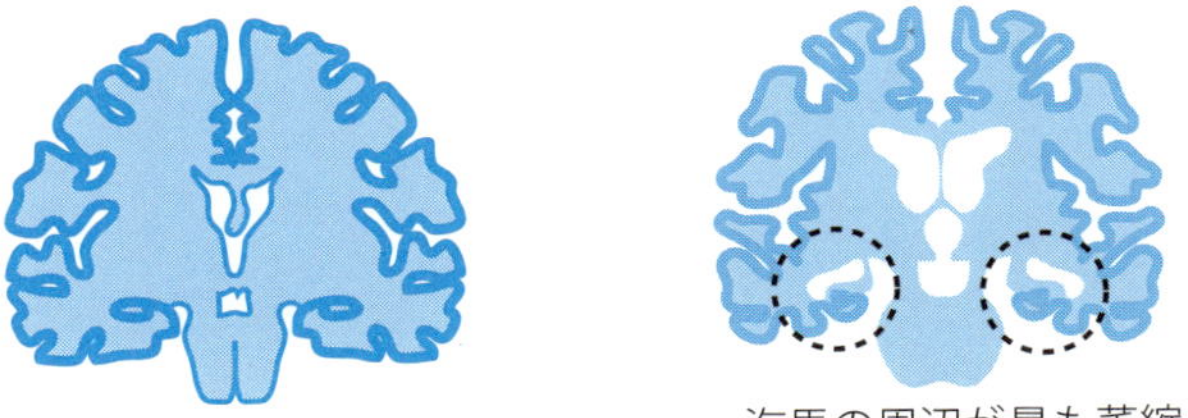

ニューロンが死滅。萎縮したところの機能が失われてしまう

起こる疾患です。その原因別に、大きく「変性性認知症」「二次性認知症」に分けることができます。

変性性認知症は、脳のニューロンが異常に変化、または減少することで発症します。日本人の老年性認知症で最も多い「アルツハイマー型認知症」もこれです。

二次性認知症は、何らかの疾患や外傷の影響を受けて発症する認知症で、よく知られているものに「脳血管性認知症」があります。

認知症の症状には、「中核症状」と「行動・心理症状（周辺症状）」があります。

中核症状には、直前のことも忘れてしまう「記銘力障害」、「いつ」「どこ」がわからなくなる「見当識障害」などがあります。脳のニューロンが障害されたことによって直接起こる症状で、認知症の人であれば、誰にでも起こる症状です。

一方、行動・心理症状（周辺症状）は、徘徊や妄想、睡眠障害など、中核症状にともなって起こる症状です。本人の性格や身体状況、環境などによって現れ方が異なります。

最大のリスクは加齢

認知症で最も多いアルツハイマー型認知症は、文字通りアルツハイマー病が原因で起こります。

アルツハイマー病では、ニューロンの集まりである大脳皮質に変性が起こり、ニューロンが死滅・減少して、脳が萎縮していきます。脳の萎縮は広範囲にわたり、なかでも側頭葉や頭頂葉の萎縮が目立ちます。

脳が萎縮すると、その部分の脳血流は当然、低下してしまいます。さらにニューロン間で情報を伝えていた神経伝達物質も失われてしまい、障害された場所が担っていた認知機能が低下していくことになります。

認知症の最大のリスク因子は加齢ですが、100歳以上のお年寄りの中には、100歳時点でも認知機能が保たれている方もいます。脳のCT検査やMRI検査をしても萎縮は見られませんし、また動脈が柔らかいことも判明しています。

このことから、ご長寿のお年寄りは遺伝的に認知症のリスクが低いか、防御的に働く遺伝素因をもっているのではと考えられています。

アルツハイマー病研究の最前線

アルツハイマー病は、どのようにして起こるのでしょうか。

アルツハイマー病を発症した人の脳を見てみると、ニューロンとニューロンの間に「老人斑」と呼ばれる茶色いシミが多く見られます。これはアミロイドβというタンパク質を主成分としたもので、ニューロンに対して強い毒性をもっています。

アミロイドβはいわば老廃物で、健康な人の場合は脳から排出されるのですが、排出されずに蓄積してしまうことが、アルツハイマー病の発症に関係していると考えられています。

さらに、アミロイドβが蓄積して、ある程度年月が経過すると、今度はニューロンの中に糸くずのようなものが蓄積します。これを「神経原線維変化」といい、タウというタンパク質が凝集することで起こります。

①アミロイドβが溜まる（老人斑の形成）

②タウタンパク質が溜まる（神経原線維変化）

③ニューロンが減少・死滅する

この一連の仕組みは、「アミロイド仮説」と呼ばれ、これまでのアルツハイマー病研究の主流となっていた考え方です。

しかし、近年、老人斑がつくられるのはアルツハイマー病が進行した結果であり、記銘力障害は、老人斑ができる以前から起こることが明らかになりました。そして、アミロイドβが老人斑を形成する前に、ニューロンのシナプスに攻撃をしかけ、神経伝達の効率を低下させて記銘力障害が引き起こされることも解明されました。

このことは、アルツハイマー病の新薬開発につながると、期待されています。

一方、近年、歯周病慢性炎症疾患である歯牙欠損（咀嚼機能低下）と、アルツハイマー病を含む認知症の関連が指摘されています。歯周病による炎症が血中に波及し、それが血液脳関門を越えて脳内に波及する経路が考えられます。

こうしたことから、歯周病治療、口腔ケア、咀嚼機能向上による、アルツハイマー病・認知症の進行抑制効果も期待されています。

section 9

こんな生活習慣が、脳の萎縮を招いている

「脳の萎縮」とは何か

脳が萎縮するのは、主にニューロンの数が減少するからです。一説では、老化の場合、毎日約10万個ものニューロンが死んで、脱落していくともいわれています。

ただし、脳全体には140億個ものニューロンがありますから、毎日10万個死んだとしても、全部なくなるには400年近くかかる計算になります。ですから、それほど心配する必要はありません。

また、脳は代償能力が強く、ニューロンが死んでも、残ったニューロンが新たな回路をつくるため、脳機能は失われにくい構造になっています。

原因①：加齢

「脳の萎縮（脳容積の減少）」と聞くと、真っ先にアルツハイマー病を想像する人は多いと思います。しかし、それ以外にも、さまざまな理由で脳は萎縮していきます。

老化による脳の萎縮は、誰も避けることはできません。正確には、そのスピードを遅らせることはできるのですが、脳は加齢によって少しずつ萎縮していくようにできているのです。一般的には30歳くらいから軽い萎縮が始まり、60〜65歳くらいから肉眼で確認できる程度に萎縮が進行するようです。

年をとると、物忘れしやすくなるなど、記憶力が低下していくのはこのためです。病気ではなく、正常な老化現象といえます。

加齢によって容積が減少する部分のは、頭頂葉などある程度限定されているといわれています。

脳の萎縮　5大原因

防ぎづらい

①加齢

②疾患
…脳の外傷、脳血管障害、アルツハイマー病など

（生活習慣に関わるもの）

③アルコール
…脳全体をまんべんなく萎縮させる

④酸素・栄養素の不足
…タバコ・食品添加物の摂取で、脳内の血流悪化

⑤過剰なストレス
…コルチコイドが脳細胞を破壊

防げる

原因②：疾患

脳の萎縮を起こす原因は、老化以外にもあります。

疾患によるものとしては、脳の外傷、脳血管障害（脳梗塞、脳出血）、アルツハイマー病、前頭側頭型認知症、レビー小体病などの変性疾患があり、これらはいずれも認知症の原因とも重なります。

原因③：アルコール

また、一般的に見られる脳萎縮の原因の一つに、アルコールがあります。

同じ年代で、お酒を飲む人と飲まない人の脳をＭＲＩの画像で比較すると、飲む人の脳は、飲まな

い人の脳に比べて10~20%ほど萎縮していることが多いそうです。

アルコールは、特定の場所だけでなく脳全体を萎縮させることがわかっています。アルツハイマー病は、記憶を司る海馬や、理性をコントロールする前頭葉、言語認識や視聴覚を司る側頭葉前方の萎縮が特有なのですが、アルコールでは、あらゆる領域が縮んでしまうのです。

最近の研究では、「飲酒量と脳の萎縮の程度は正の相関にあり、飲酒歴が長い人ほど進行が早い」と指摘されています。

「脳内のニューロンは、一度死滅すると元には戻らないが、それほど心配する必要はない」と述べましたが、それはあくまでも普通の老化の場合で、それにアルコールが加われば、萎縮の速度は加速します。まして、MCI(軽度認知障害)の疑いがある場合などは、認知症になるリスクがかなり上がってしまいます。

日常的にアルコールを大量に飲んでいた高齢男性の調査では、あまり飲まない男性に比べて、認知症のリスクが4・6倍、うつ病のリスクが3・7倍にもなったそうです。

原因④:酸素・栄養素の不足

ほかにも、脳の酸素不足、栄養不足が萎縮の原因となります。

酸素不足は、喫煙によって起こされます。タバコには血液の流れを悪くする物質が多く含まれているため、吸いすぎると脳の毛細血管まで血液が行きわたりにくくなります。脳の血流が悪くなるということは、脳が酸素・栄養素不足に陥るということです。これにより、年齢とともに始まる萎縮のスピードが早まってしまいます。

また、食物添加物の過剰摂取でも同様のことが起こります。偏った食事による食物添加物の過剰摂取は、タバコと同様、脳に血液が行きわたりにくくなる事態を招くのです。

原因⑤：過剰なストレス

ストレスも原因の一つです。

前頭葉は、ストレスによって、分泌された神経伝達物質の濃度が、前頭部分で高まると、ニューロン間の活動が弱まり、低下していきます。

また、ストレスによって分泌されるコルチコイドという物質は、長期にわたって高い濃度で脳に作用し続けると、脳細胞そのものを破壊してしまう可能性が大きいといわれています。

さて、人は、自分の受容力を超える大きなストレスを一度でも受けてしまうと、ストレスに関係する脳の領域が大きくなったままになってしまいます。さらに、慢性的なストレスにさらされた場合、海馬が萎縮するという研究結果もあります。

とくに、子どもの頃に受けた強いストレスは脳を萎縮させるといわれ、成人になってからの記憶力や精神の安定に大きな影響を与えます。

ちなみに私は小学校の頃、勉強もしないし、先生の言うこともきかない子だったので、よく先生にぶたれた経験があります。そして、学校に呼び出された親にも、その場でぶたれて叱られました。当時はまだ、体罰に厳しい目が向けられる風潮はそれほどありませんでしたから、こんなことがしょっちゅうありました。

でも、私にとってそれは、まったくストレスとはなりませんでした。帰る頃にはもうそんなことはすっかり忘れていて、楽しいことばかり考えているのです。

もし私がこういう性格ではなく、ストレス耐性が弱い人間だったら、状況は変わっていたかもしれません。

子どもの頃にそういう「強い心」がもてて、無駄に脳を萎縮させることがなかったのは、親の育て方のおかげではと今は思っています。

第3章

脳力アップで「生きやすく」なる、「できる人」になれる！

section 1

「若々しい脳」はここが違う

脳の若さを測る指標

体が老化していくように、脳も老化します。

いつまでも「若々しい脳」でいるためには、まず脳を使うこと、脳にチャレンジングなことを積極的にすること、次に適度な運動や抗酸化物質がたくさん含まれている食品を摂ることが重要です。

また、ストレスを最小限にするため、自分に合ったストレス解消法を見つけましょう。適切な睡眠をとることも大事です。

さて、脳の若さの指標になるものとして、記憶や認知機能があります。次の6項目をチェックしてみましょう。

①見当識と注意・集中力
②エピソード記憶
③意味記憶
④前頭葉の遂行機能
⑤左半球の機能
⑥右半球の機能

①見当識《けんとうしき》と注意・集中力

見当識とは、現在の年月や時刻、自分がどこにいるかなどといった、基本的な情報把握能力のことです。とくに時間が重要で、「最後に○○に行ってからどのくらい経つか？」という質問が参考になります。

見当識に障害があると、時間の感覚がわからなくなったり、建物や風景の識別ができない、道順がわからないといった症状が現れます。また、自分の名前や生まれ育った場所に関する認識を失い、家族や友人などの人間関係もわからなくなってしまいます。

注意と集中力は、「100から

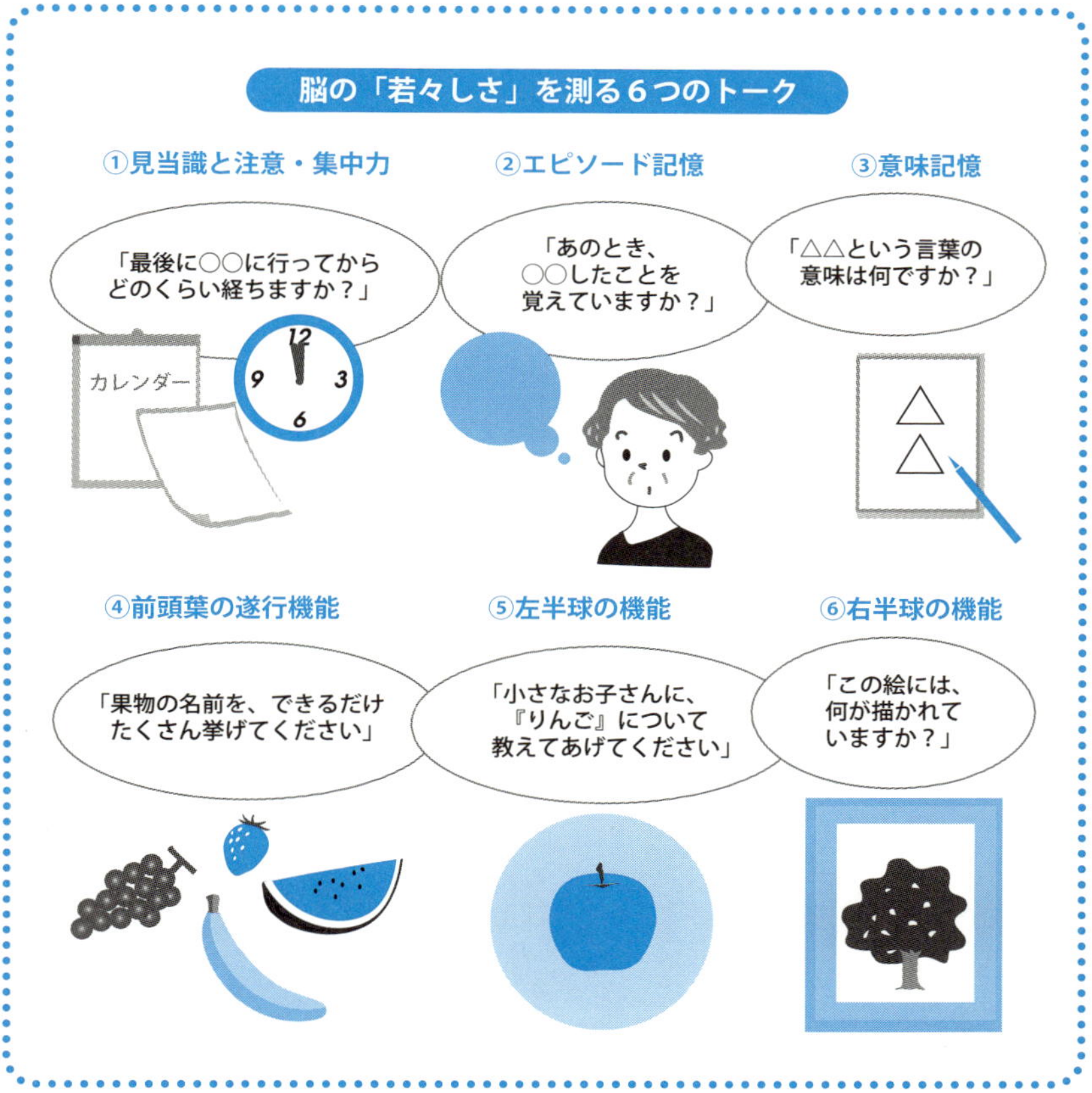
脳の「若々しさ」を測る6つのトーク
①見当識と注意・集中力
「最後に○○に行ってから
どのくらい経ちますか?」
カレンダー
12
9
3
6
②エピソード記憶
「あのとき、
○○したことを
覚えていますか?」
③意味記憶
「△△という言葉の
意味は何ですか?」
④前頭葉の遂行機能
「果物の名前を、できるだけ
たくさん挙げてください」
⑤左半球の機能
「小さなお子さんに、
『りんご』について
教えてあげてください」
⑥右半球の機能
「この絵には、
何が描かれて
いますか?」

7ずつ連続して減算する」「逆順で月名を言う」「逆順で曜日名を言う」などの能力が良い指標になります。こうした「数唱《すうしょう》」は、前頭葉の遂行過程や音韻処理過程に依存しています。数唱の低下は注意力の低下を物語るものであり、注意障害の特徴でもあります。

②エピソード記憶

エピソード記憶は、思い出など、自分が経験した一連の出来事の記憶です。「○○を覚えていますか?」と質問されたとき、答えとなるものはエピソード記憶に分類されます。

エピソード記憶の機能には、前

向性(新しい情報を学習する能力)と逆行性（古い情報を思い出す能力）があります。

前向性は前に行った会話や、会社での出来事など、偶発的な事柄の再生、図形や顔など形の再生に代表されます。

逆行性は有名な出来事、例えば最近のスポーツイベント、政治的な出来事、スキャンダル、大災害などの記憶を再生する機能です。

こうした再生機能をチェックすることで、その人のエピソード記憶を評価することができます。

③意味記憶

意味記憶は、「学習によって獲得された記憶」で、言葉を発したり、絵を理解したり、顔を認知したりといった、認知の多くの面にわたります。意味記憶を調べる単一の検査はありません。

意味記憶をチェックするには、意味カテゴリー流暢性（動物や果物などのカテゴリーから例をあげる）、言語の知識の検査（単語や写真から定義を言う）、名前から反応する写真を指すなどの検査をします。

④前頭葉の遂行機能

前頭葉の遂行機能を評価するには、語列挙検査、抽象化（ことわざの解釈、シミュレーションテスト）、問題解決と意思決定、反応抑制と構えの変換（切り替える能力）などの能力をチェックします。

例えば、語列挙検査では、動物、果物、野菜といった意味カテゴリーの単語を、できるだけ多く言ってもらうことでチェックします。ちなみに、ACE-R（認知機能検査）で使われている動物カテゴリーでは、英国の健常者は1分間に20個前後は言うことができ、15個だと平均よりも低く、10個では確実に障害されていると評価されます。

⑤左半球の機能

大脳は、左脳と右脳に分かれて

いて、左右の脳にはそれぞれ得意分野があり、役割分担して働いていることは、1章でお話しした通りです。

左半球の左脳は「言語脳」ともいわれ、その機能は言語や計算行為です。

左半球の機能の評価には、会話や情景画説明のときの自発話や、言語に関する全体的な能力、会話の理解、数字の読み書き、計算能力などを検査します。

⑥右半球の機能

右半球の右脳は「感覚脳」「直感脳」ともいわれ、視覚情報の全体的な把握や空間内の操作機能を得意とします。

この右半球に関連した機能が低下あるいは障害されると、

- **自己身体の無視**
- **感覚無視**
- **外空間（半側空間）に対する無視**
- **無視による失読と失書**
- **構成能力の障害**
- **複雑な視知覚能力の障害、失認**

などが出現します。したがって、本人の主観的な評価と、客観的な評価を比較することで、右半球の機能のチェックができます。

脳年齢を知る手だて

脳が若いか、老化しているかは、ＭＲＩやＣＴなどの画像でもわかります。老化している脳の海馬は萎縮が目立ちます。

また、ＰＥＴ ＣＴでみると、大脳皮質の部分が赤く光っていると、脳が働いていると確認できます。

さらに、脳から生じる電気信号＝脳波でも、脳の活動の状態を確認することができます。

すなわち、脳波のうちシータ波が出ていると、脳が積極的に情報を得ようと、活性化していることがわかります。シータ波は記憶に関わる海馬から生じるからです。

section 2

知能指数・IQでは測れない知能

「知能の高さ」は何を意味する？

私たちは、何気なく「知能」という言葉をつかっていますが、改めて「知能とは何か？」と聞かれても、そう簡単には答えられません。なぜなら、知能には、実にさまざまな側面があるからです。

みなさんは「結晶性知能」、「流動性知能」という言葉を聞いたことがあるでしょうか。

結晶性知能というのは、正式には「結晶性一般能力」といい、文字通り結晶化していく知能のこと。すなわち、学習や経験を積むことによって得られるもので、これは年齢が上がるにつれて、どんどん伸びていきます。

一方、流動性知能は、正式には「流動性一般能力」といい、その場その場の状況に即座に反応し、素早く的確に判断する知能を指します。流動性知能は20歳頃がピークに下降していき、高齢になると急速に低下します。

いわゆる「知能検査」はIQ（知能指数）を調べるための検査ですが、そこで測られるのは結晶性知能だけです。

多くの方は、「IQが高い」＝「頭が良い」と思っているかもしれませんが、それは少し違います。

例えば、IQの平均値はおよそ100です。テストを受けた多くの人の平均値は85〜115であり、135以上ある人は全体の約2％しかいないとされています。

しかし、どんなにIQが高くても、望み通りの人生が送れるとは限りません。

それどころか、平均以下のIQの持ち主でも、各界で大きな成功

知能を鍛える

結晶性知能…学習や経験の積み重ね。年齢とともに伸びていく
ＩＱ（知能指数）は、結晶性知能を測るもの

流動性知能…状況に応じて素早く的確な判断をする知能。
20歳頃をピークに下降

↓

〝ＩＱだけでは生き抜くことができない〟
〝ＩＱだけでは能力は向上しない〟
どちらの知能も同じように大事

↓

◎年齢とともに衰える「流動性知能」の鍛え方を学ぼう！

↓

流動的知能の鍛錬は、日々の心がけが大事

- ○　他人やマニュアル任せではなく、自分で判断・行動する
- ○　新しいことにチャレンジし、変化に適応する
- ×　決まりきった行動や変化のない行動
- ×　過保護な環境

をおさめた人はたくさんいます。

2つの知能は車の両輪

もちろん、知識や経験を重ね、結晶性知能を鍛えることは重要です。かのアインシュタインはＩＱ160〜190だったといいますから、「結晶性知能が高くなければ、天才は生まれない」というのも事実です。

しかし、私はそれ以上に、流動性知能も大事だと思っています。まして、成功脳をつくるには、流動性知能は絶対に必要です。

高学歴でなくても、ビジネスで大成功したという人は、たくさんいますが、彼らは、流動性知能が

ずば抜けて高いのだと思います。当然、そういう人はさまざまな経験を積んできていますから、結晶性知能も高くなっているはずなのです。

ですから、結論としては「両方とも大事」です。そのためには、勉強だけでなく、遊びや人間関係、日常生活の中で脳力を磨いていくことが、とても大切なことだと思います。人生は「IQだけでは生き抜けない」「IQだけでは脳力は向上しない」のです。

日本の子育てに足りないもの

結晶性知能は、年齢を重ねるごとに蓄積していきますが、流動性知能は20歳をピークにだんだんと衰えてきます。

しかし、判断力を鍛え、日頃からよく脳を使っていれば、その低下にストップをかけることも可能です。

そのためには、心がけが必要です。例えば、何かトラブルが起こったときなどに他人に委ねるのではなく、極力自分で判断し、行動する習慣をつける。マニュアル通りに仕事を進めるのではなく、新しいことにチャレンジする。状況や環境の変化に応じて自分が適応していけるよう、訓練する。そういったことも大事だと思います。

中学・高校時代、私は医学部を目指して勉強ばかりしていました。まさに、IQばかりを育てていたという感があります。

でも、もっと部活で運動をしたり、友達と遊んだりといったことも、流動性知能を鍛えるには大事だったのではないかと、今、改めて思っています。

ですから、今の日本の子どもをみると、少し心配になってきます。

今の子たちは、公園で友達と一緒に鬼ごっこをしたりといったことは、あまりしません。本来、子どもというのは、友達との遊びの中で社会性を身につけていくものです。しかし実際は、家の中でゲームをしている子どものなんと多いことか。

これでは決して、流動性知能は向上できません。今は犯罪から子どもを守るということで、親御さんも神経質になっているのかもしれませんが、やはり、子どもどうしが遊べる環境は必要だと思います。

また、過保護も問題だと思います。昔は「子どものケンカに親は出るな」といわれていましたが、今はちょっとしたことでも親が出てきます。そこで親が子どもを保護してしまうから、子どもの「生きる力」が育まれないのだと思います。

こういう過保護な育て方をすれば、IQは高くなるかもしれませんが、世界の中で生き抜いていく力が育つかどうかははなはだ不安で、私は非常に心配しています。

おそらく、発展途上国の子どもたちのほうが生きる力がみなぎり、新しい発見、新しい世界をつくるアイデアを生むことができるのではないでしょうか。

流動性知能の測定方法

ちなみに、流動性知能を測定するための方法として、「レーヴン色彩マトリクス検査」（45歳以上適用）というものがあります。

この検査は、表示された図案の欠落部に合致するものを6つの選択図案の中から1つだけ、被験者に選ばせる検査で、言語を使わず答えられるため、非言語性の推理能力（知的能力）を測定でき、文化的背景にも影響されません。

問題は36問（12問3セット）で、セットAは連続した模様の同一性と変化についての理解、セットBは個々の図の空間的に関連している全体としての理解、セットCは空間的にあるいは論理的に関連している図の相似の変化についての理解を測定します。

section 3

自分の中の「変人性」と賢くつきあおう

「普通の人」は存在しない？

私たちはよく、「あの人は人柄がいい」「悪い」などと言います。

人は、顔かたちがみな違うように、パーソナリティも違います。

ただ、私は常々思っているのですが、いわゆる「普通の人」なんていません。誰もがほんの少しだけ、問題のある部分や、他人には「ノー」といわれそうな性格をもっているものだと思うのです。

それは、簡単にいうと「変人的要素」かもしれません。

ここでは、そんな変人的要素を

①風変わり・閉じこもり型
②感情型
③気にし屋・八方美人型

の3つのタイプに分けて、話を進めていきたいと思います。

変人①：風変わり・閉じこもり型

このタイプは、家で過ごすのが大好きな人です。

友達と一緒にスポーツやレジャーを楽しんだり、食事会や飲み会に参加することが苦手でコミュニケーション下手。とにかく一人で行動し、友達をもたずに一人で暮らすことを望みます。

他者を信用せず懐疑的になることもあり、何の証拠もないのに人が自分に悪意を抱いていると思い込むふしがあります。世の中は危険で信用できないとして、陰謀を警戒し、自己開示をしようとしません。

また、病的ではない程度の風変わりな行動や思考が目立ち、自閉的で、ときに妄想を抱くこともあります。

人にはよそよそしい態度を示す

変人的要素の３分類

①風変わり・閉じこもり型

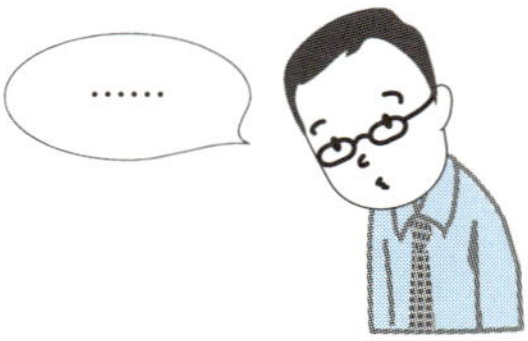

・インドア派でコミュニケーション下手
・他者が信用できないため、単独行動しがち
・実は有能で真面目な人が多い

②感情型

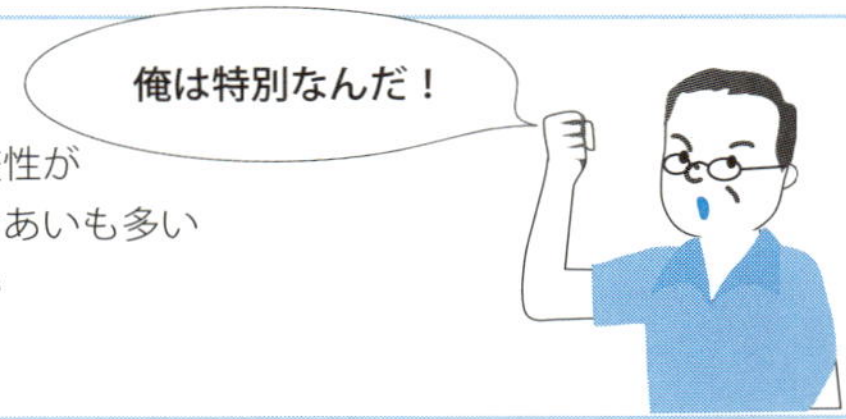

・感情・表現力が豊かで社交性があるが、うわべだけのつきあいも多い
・自己愛・自己顕示欲が強い
・失敗には弱い

③気にし屋・八方美人型

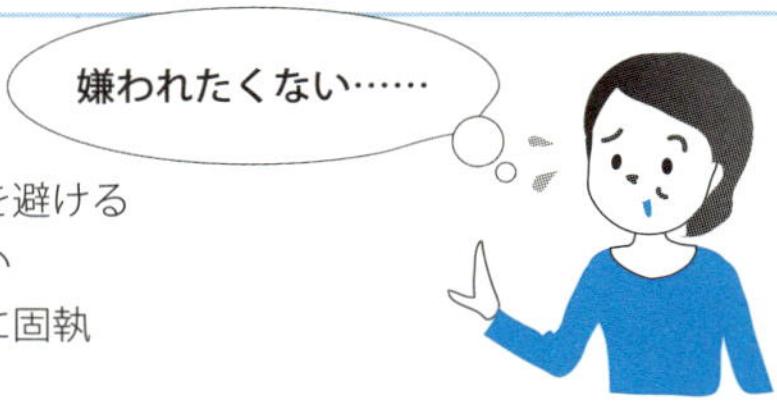

・不安・恐怖心が強く、深入りを避ける
・自信が持てず、決断を下せない
・秩序や完璧さを維持することに固執

ことが多く、職場では概して孤立した状態にありますが、非常に有能で真面目な人が多いようです。

変人②：感情型

感情的、演技的、情緒的なのが特徴です。

表現力豊かでいきいきとしているため、初めて会った人とでもすぐ友達になれますが、たいていは表面的で一時的な関係に終わってしまいます。

演技的で、自己顕示性が強く、「なりきり」上手。なりきっているキャラに影響されて、大胆に振舞うことがあります。

また、他者に大きな期待を抱く

ため、非現実的な要求によって人を遠ざけてしまうことがあります。不安定な感情や人間関係により、衝動的な行動を起こすこともあるようです。

自己愛が強い場合があり、他者に賞賛を求めたり、「自分は特別なんだ」ということを示すために、有名人との関係を吹聴したりします。

自分の価値や重要性を過大評価する傾向があり、失敗、敗北、批判などには極度に敏感です。

感情型の中には、他者の権利や感情を無神経に軽視する傾向を示す人もいます。欲しいものを手に入れたり、自分の楽しみのために人を欺く傾向も見られます。

変人③：気にし屋・八方美人型

このタイプは、不安や恐怖心が強い性質をもちます。

他者から拒絶されることに極度に敏感で、いつも「人から嫌われたくない」と思っています。自分が人に受け入れられることを強く望んでいるのですが、失望や批判を恐れるばかりに、親密な人間関係や深入りした社会的状況を避ける傾向にあります。そして、孤独感や他者とうまく関われないことを悩みます。

また、大きな決断や責任を他人任せにする傾向が強く、自分の欲求より、頼りにしている相手の欲求を優先させる傾向もあります。

なかには、「自分は他の人よりも能力が劣っている」と思い、自信が持てないという人もいます。頼りにしている人を怒らせないよう、自分の意見を言いたがらないという面もあります。

一方、強迫性の傾向がある場合は、秩序や完璧性、管理といったことに固執します。周りからは信頼できる人、頼りになる人と評価され、仕事もきちんとこなして、申し分ないと思われていますが、本人はくつろぐことも、気ままに行動することもできず、柔軟性に欠けるため、変化にうまく適応できません。

慎重で、何か問題が起こると、あらゆる局面を比較検討するため、なかなか決断を下せないことも多いです。また、真面目で責任感がありますが、誤りや不完全さを許せず、それが強いストレスとなる傾向があります。

変人的要素は短所？　長所？

これを読んで、あなたはどう思いましたか？

はじめに言いましたように、私は誰もが、この3つの「変人タイプ」の要素のうちどれかを持ち合わせていると考えます。そして、それは人によって多く当てはまることもあるし、ほんの少しだけという人もいると思います。さらに、この3つには重なり合っている部分もあり、人によっては複数、あるいは全部の要素をもっていることもあります。

私は「感情型」だと思っています。ちょっとしたことでもすぐにカーッとなって、ケンカをするようなタイプです。ですから、極力怒らないよう、意識的にセーブしています。

あとは、多少、八方美人的なところがあるとも思っています。いろいろな約束をいっぺんにしてしまって、果たせないということがあるのです。結果的には、みんなに迷惑をかけてしまうパターン。ですから、とくにお酒を飲んでいるときは約束をしないよう、気をつけています。

こうした性格のクセは長所であり短所だと、私は考えます。

ですから、自分がどんなクセをもっているのかをきちんと把握して、注意すべき点は注意し、活かせることは活かすことが大事です。それが、脳科学的にも成功する秘訣にもなるのだと思います。

section 4

「愛情」を定義する脳内ホルモン

「愛情」の脳科学

人や物を心から大切に思あたたかい気持ち。いつくしみの心。異性を恋しく思う心。

（『大辞林』第三版より）

「愛情」を辞書で引くと、このように説明されています。

「脳」ということに主眼を置いて考えてみると、愛情には脳内ホルモン（神経伝達物質）が重要な役割を担っています。

そして、その脳内ホルモン＝愛情ホルモンが愛情の種類、つまりその愛情がどんな愛情かを決定しているのです。

どの愛情ホルモンが活発に働いているかによって、愛情は以下の３タイプに分けることができます。

①オキシトシン型
②ドーパミン型
③セロトニン型

具体的にどのような愛情なのか、見ていきましょう。

①オキシトシン型

オキシトシンは、妊娠や出産のときに出る脳内ホルモンです。出産時にはオキシトシンの作用で子宮の筋肉が収縮して陣痛が起こり（分娩の誘発）、出産後は、子宮を収縮させることで、胎盤が剥がれ落ちた傷を修復します。また、乳腺の周りの筋肉を収縮させ、母乳がおっぱいから分泌されるように促します。

オキシトシンは、以前は女性のみに分泌される神経伝達物質だと考えられていましたが、現在は、性別や年齢に関係なく分泌されることがわかっています。

オキシトシンが分泌されやすい

ホルモンでみる　愛情の3分類

①オキシトシン型「愛情ホルモン」

・スキンシップや会話によって分泌
・関係性、絆をつくる
・反面、高い攻撃性も持ち合わせている

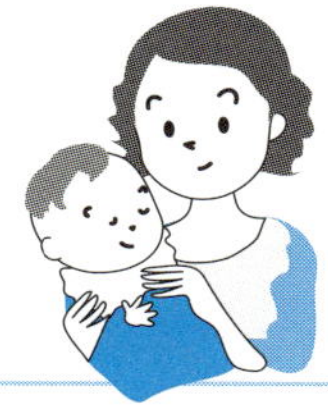

②ドーパミン型「やる気が出るホルモン」

・さまざまな快楽（生物的快楽、報酬的快楽）により分泌
・意欲や学習に関係する
・幸せ・満足感の「脳内麻薬」エンドルフィンと対をなす

③セロトニン型「ハッピーホルモン」

・恋愛中に大量に分泌
・興奮と安息が入り混じっている

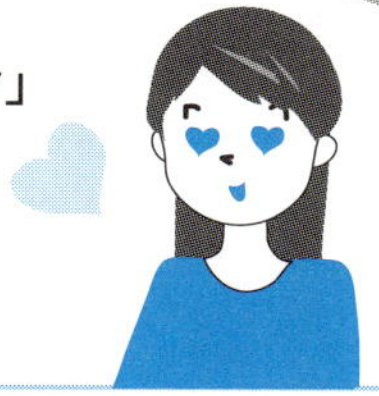

のは、人や動物とスキンシップしたり、会話をしたときなどです。

つまり、オキシトシンは「絆の形成」に関する神経伝達物質で、我が子やパートナーへの愛情を深める働きもあることから「愛情ホルモン」とも呼ばれています。

しかし、いったん敵とみなすと攻撃に転じる激しさも持ち合わせています。相手から少しでも心地よいものが与えられると愛情が深まりますが、少しでも不快なものが与えられると、攻撃性が高まるのです。まさに、「可愛さ余って憎さ百倍」のことわざ通りです。

近年、ストーカーが社会問題になっていますが、オキシトシン型

の愛情が大きく歪んでしまった結果だとも考えられるのです。

②ドーパミン型

ドーパミンは、食事をする意欲や仕事をする意欲などといった、私たちが生存するための意欲や、過去の記憶や経験から学習する能力のような、生物が生きるうえで必要不可欠な機能を担っています。どちらかというと、目的に向かって突進していくホルモンで、日常生活でなんらかの快楽を感じたときに、脳内で分泌されます。

快楽には「生物的快楽」と「報酬的快楽」の2種類があり、前者は直接的な快楽、後者は間接的な快楽ということができます。

生物的快楽

生物的快楽は、しばしば依存症を招きます。酒、タバコ、ギャンブル、性行為……。「やめたくてもやめられない」のは、快楽物質であるドーパミンが伴うからです。

私たちは、多少なりとも何かに依存して生きていますが、依存しすぎて自分でコントロールできなくなってしまうのが依存症です。

生物的快楽を求めるのは、ほどほどにしておきましょう。

報酬的快楽

報酬的快楽は、知識欲や事業欲などに見られるように、プラスに働きうるものです。

例えば「受験に合格した」などのような強い出来事が起こると、ドーパミンが放出され、喜びの感情が生まれます。すると、さらなる欲望が生まれ、より強い報酬を求めて努力をします。こうした行為は人間の成長につながり、また成功脳を育てます。

ドーパミンが放出された後に分泌されるのがエンドルフィンという神経伝達物質です。

エンドルフィンは、脳内麻薬ともいわれるリラックス系の快楽物質で、幸せを実感するためのホルモンだということができます。

ただし、エンドルフィンが増えすぎると、現状に満足してしまうため、物事に対するモチベーションを上げるのが困難になってしまいます。

ドーパミンは「やる気が出るホルモン」ですが、エンドルフィンはその逆といえます。

③セロトニン型

「わけもなく酔いしれる」恋愛のタイプが、セロトニン型です。

セロトニンは脳を興奮させる伝達物質ですが、心を穏やかにする感情物質でもあります。恋愛中は、そのセロトニンが大量に放出されています。

人は、どんなに熱烈な恋愛をしても、ある程度の時間が経つと、熱くなっていた脳内が急に冷めていきます。

それは、生物学的に考えると、恋愛をして子どもをつくるまでに1年から1年半もあれば十分であり、子どもをつくったあとは別のパートナーと子孫を残したほうが、「生き残り」という面では有効だからです。

イタリアのピサ大学のマラツィティ博士は、恋愛中の人たちが放出するセロトニンの量を継続的に測定し、その量によって、恋愛がどれくらい続くのかを調べたのです。

その結果、約12か月から18か月の間に、被験者のセロトニンは減少したことが確認できました。

「恋ははかない」が、実際に科学的に証明されたわけです。

よく「3年目の浮気」などといいますが、ことに恋愛に関しては、それよりも短い期間で冷めてしまうようです。

section 5

最強の組織は個性の認識と尊重から

あなたのコミュ力《りょく》をチェック！

ここでは、「コミュニケーション能力」と「情報認知・思考」について、セルフチェックをしていただきたいと思います。

まず、コミュニケーション能力のチェックをしましょう。

コミュニケーション能力は、いうまでもなく、社会生活を営むために必要不可欠な能力です。

「自分がどのような仕事につきたいか」など、目指すものによって、どこを重点的に鍛えるべきか考えることも大事です。今の自分のコミュニケーションのスタイルがどんな職場に向いているのか確認することも、今後の方向性を決めるうえで有効だと思います。

そこで私は、コミュニケーション能力のタイプを、次の４つに分類しました。

①表現型
②ちょい利用型
③分析受け身型
④コントロール型

さて、あなたはどのタイプに当てはまりますか？

コミュ力①：表現型

自分や他者の情動（喜び、悲しみ、怒り、恐れなどの感情群）を認識したり、自分の感情を表現したりすることに長けているタイプです。広報などの仕事に向いており、活躍が期待できます。

コミュ力②：ちょい利用型

他者の情動を利用することに長けているタイプです。取引先の誰かにお祝い事があったら、自分のことのように喜べるようなタイプ

コミュニケーション能力の４パターンと適したポジション

◎感情の扱い方による分類

①表現型	…感情の認識・表現が得意	→広報
②ちょい利用型	…「要領がいい」人	→営業、接客
③分析受け身型	…じっくり考え、深く理解	→研究開発
④コントロール型	…上手にコントロール	→トップや管理職、総務

情報収集、認知能力の２パターンと適したポジション

①コツコツ型 → 運用
・五感で「感じたまま」
・客観的事実、データ
・表面的

②ひらめき型 → 開発
・第六感「ひらめき」
・直感、独創性
・本質的

さまざまな個性が豊かな多様性をなし、補いあい、高めあってはじめて、バランスの良いすぐれた組織ができる！

です。周りには、「要領がよい人」と映ります。営業マンや接客が中心の商売に向いています。

コミュ力③：分析受け身型

他者の複雑な情動を理解したり、情動の変化を分析するなど、情動について深く理解することが得意なタイプで、研究者などに向いています。

コミュ力④：コントロール型

自分や他者の情動をコントロールすることに長けているタイプです。総務の仕事、管理的な立場であったり、あるいは会社を立ち上げて、組織をつくるのに向いているのは、このタイプです。

情報認知・思考能力もチェック！

次は、情報認知と思考についての確認です。

私たちは毎日、さまざまな情報に囲まれて生活しており、その中で無意識のうちに（脳が勝手に）自分に必要な情報だけを取り入れています。この情報の収集・認知方法は人によって異なり、その違いによって2つに分類することができます。

1つは、自分の五感（視覚、聴覚、嗅覚、味覚、触覚）を通じて情報を集め、「見たまま、感じたままに」取り入れる特質です。

もう1つは、第六感を通じて情報を集めるものです。こちらは、目の前の細かい部分ではなく、情報の全体を把握し、その情報が今後どうなるかに興味を持ちます。

私は前者を「コツコツ型」、後者を「ひらめき型」と呼んでいます。

ある果物を手渡されたとき、その果物が熟しているかどうか、香りはどうか、美味しそうだろうか、食べるにはまだ早いか……など、感覚で得た情報について話すのはコツコツ型の人です。

同じ状況で、「子どもの頃に近所のおばさんによくもらったなあ」とか「木から落ちてきたことがあったなあ」など、果物とは直接関係のないようなことでも関連づけて話すのがひらめき型です。

「コツコツ」「ひらめき」の連携が肝

コツコツ型とひらめき型の特徴を簡単にまとめてみましょう。

コツコツ型

・現在の具体的なものを見ている
・細かいところに気づく
・目に見えるものに注目する
・物理空間に住んでいる
・生み出された商品を運用する
（実行する人）

ひらめき型

・未来の可能性を見ている

・全体像を把握する
・目に見えないものを想像する
・情報空間に住んでいる
・新しい商品を生み出す（アイデアを出す人）

すなわち、ひらめき型は創造的で、物事の表面だけでなく、本質を見て、今後の可能性を見極めることに長けています。

それに対してコツコツ型は、これまでの経験を重視し、事実やデータに信頼を置きます。

ですから、ひらめき型は、独創性や創造性を求められる仕事をしているときがいちばんいきいきしています。ひらめき型の新しいアイディアによって商品化されたものはコツコツ型が運用し、市場で人気になる頃にはすでに、ひらめき型は次の商品開発に取り組んでいるはずです。

また、学問ひとつをとっても、コツコツ型とひらめき型は正反対です。コツコツ型は、工学技術や科学技術、経営学やマーケティングなどに関する学問に惹かれますが、ひらめき型は哲学、心理学、文学など、理論的で抽象的な学問に惹かれる傾向にあります。

コツコツ型とひらめき型の絶妙なコンビネーションといえば、ソニーの創業者である井深大氏と盛田昭夫氏ではないでしょうか。

井深氏は、自分の好奇心のままに行動し、目標を決めたら突き進んでいくタイプです。氏の「〇〇がほしい」という発想から、たくさんの製品や技術が生まれました。そして、一方の盛田氏は井深氏のひらめきを理解し、支え、ビジネスに結びつけました。

みなさんはもう、どちらがひらめき型で、どちらがコツコツ型かはおわかりですね。このように両タイプがうまく連携したとき、すばらしい化学反応が起きることがあるのです。私はひらめき型です。ビジネスにはコツコツ型の人、お酒を飲むときには、ひらめき型の人にしています。

section 6

脳波の状態は心の状態を表している

心の状態は脳波でわかる

脳波とは、脳のニューロンから出る弱い周期性の電流です。人間の脳波は周波数によって、アルファ波（α波）、ベータ波（β波）、シータ波（θ波）、デルタ波（δ波）、ガンマ波（γ波）の5つに分けられます。ガンマ波は、以前はベータ波の中に組み入れられていましたが、近年は分けて考えられているようです。

アルファ波

アルファ波は8～14ヘルツの領域の脳波で、心や体がリラックスしている状態のときに出ます。瞑想すると、脳波はこのアルファ波の状態になります。

アルファ波の状態というのは、いってみれば「覚醒と睡眠の間の状態」です。不思議に思われるかもしれませんが、こういうときは精神活動が活発で、意識レベルが高まっている状態なのです。ですから、集中力が研ぎ澄まされているときにはアルファ波が検出できます。アルファ波の状態では、活発に精神活動をしていながらも、脈拍が遅くなり、呼吸数も減っています。

頭脳労働のような精神活動をする場合には、なるべくリラックスし、アルファ波を多く出すことで、能力を最大限に発揮することができます。

アルファ波が出ている脳は、ひらめき、問題解決、集中力を発揮するのに最適な状態です。

ベータ波

ベータ波は、14～38ヘルツの領

脳波の種類と心理状態

①アルファ波（α波） 8~14ヘルツ

・リラックス、集中
・脈拍数、呼吸数は少ない
・頭を使う作業に向いている

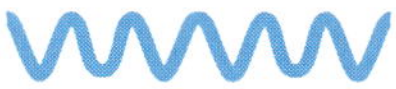

②ベータ波（β波） 14~38ヘルツ

・覚醒時、イライラ・緊張、心配時
・脈拍数、呼吸数は多い
・単純作業、慣れている作業向き

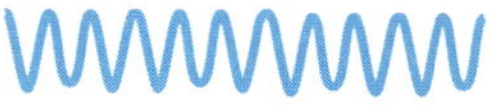

③シータ波（θ波） 4~8ヘルツ

・何かに没頭しているとき。
浅い睡眠時（まどろみ、レム睡眠）

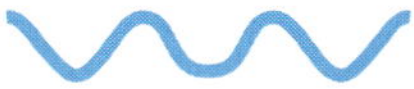

④デルタ波（δ波） 1~4ヘルツ

・深い睡眠時（ノンレム睡眠）、無意識

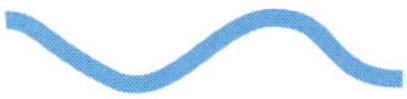

⑤ガンマ波（γ波） 26~70ヘルツ

・覚醒時やレム睡眠時
・記憶プロセスの調節、集中力増加

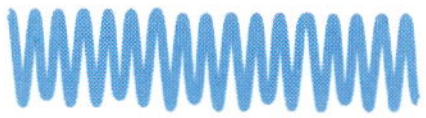

域の脳波です。覚醒状態で出る脳波で、日常生活をしているときは、このベータ波の状態になります。創造的なことより、単純作業や慣れている仕事をするのに向いている脳波ということもできます。

また、ストレスが多く、イライラしているときにもベータ波が出ます。ほかにも心配、焦り、不安など、やや緊張・興奮した状態のときに多く出ます。

筋肉系を活発に動かすホルモンが出ているときや、肩や首筋のこりなど、筋肉が緊張しているときも、脳波はベータ波になります。

ベータ波のときは、脈拍数も呼吸数も増えます。

シータ波

シータ波は4~8ヘルツの領域の脳波で、深い瞑想状態やまどろみの状態のときに出ます。何かに没頭しているとき、高揚感を味わっているとき、レム睡眠時などは、脳はシータ波の状態です。

動物実験では、シータ波は海馬のあたりで盛んに出ることが確認されており、ニューロンを刺激して新しいニューロンを生み出すこともわかってきました。

デルタ波

デルタ波は1~4ヘルツの領域の脳波で、深い眠りについている状態（ノンレム睡眠時）、または無意識の状態です。

ガンマ波

ガンマ波は約26~70ヘルツの領域で、40ヘルツの脳波は、明晰夢の「スイートスポット」として知られています。

40ヘルツという周波数は、記憶プロセスを調節することが知られており、多くのガンマ波を出す人は、非常に鮮やかで迅速な記想起能力を有していると考えられます。

また、ガンマ波は、感覚的知覚の増加、集中力の増加も促します。脳は、ガンマ波を出したとき、五感を高め、あらゆる感覚的入力に対してより敏感になり、より速く、より完全に、その感覚情報を処理します。

このように、脳波にはそれぞれ特徴があり、今、どのような脳波を出しているかを見ることで、その人の感情や思い、つまり心の中を見ることができるのです。

脳波でこんなこともできる

最近では、脳波を利用してさまざまなことを可能にする研究が盛んに進められています。

２０１０年に産総研が開発した脳波による意思伝達装置「ニューロコミュニケーター」もその一つ

です。

私たちは、相手に意思を伝えるときに言葉や文字を使いますが、病気などでそれができない人もいます。そんな人たちでも意思を伝えることができるのが、脳波を活用した装置「ニューロコミュニケーター」です。

また、ミュンヘン工科大学のTim Fricke教授が指揮をとった実験では、フライトシュミレーターに乗った被験者が、手で機械を操作することなく、「思考の力」のみで飛行機を操縦することに成功したそうです。被験者の脳波を、飛行機を操作するための指示にそのまま翻訳したのです。

この「脳波で飛行機を操縦する」という実験は、「Brainflight プロジェクト」と呼ばれる脳の構造を探る計画の一環であり、EUから60万ユーロ（約８３００万円）の支援を受けているそうです。

脳科学をビジネスに

脳科学の成果をビジネスに応用する視点は、実のところ、これまでは軽視されてきました。

それは、かつて戦争で洗脳の道具にされた事実や、現代でもサブリミナル広告で活用されている点から感じられるような、危険なものだという認識があったからです。

しかし、近年は「ニューロマーケティング」が注目されています。

ニューロマーケティングは、消費者の脳の反応を計測することで消費者の深層心理を可視化し、商品開発や広告宣伝などのマーケティング活動に役立てようというものです。

今後、こうしたアプローチはますます増えていくと考えられます。

section 7

脳力アップで上昇する「頭の回転力」とは

「頭の回転が速い」とは？

私たちは、テキパキと仕事をこなしたり、会話が上手な人を見ると、何気なく「頭の回転が速い人」と評価します。「頭の回転が速い」とは、具体的にどういう状態でしょうか。

実は、「頭の回転の速さ」と「頭の良さ」は同じではありません。「頭が良い」というのは、勉強ができたり、理解力が高い人のことを指します。

それに対して「頭の回転が速い」というのは、理解力が高いのはもちろんですが、表現力、対応力、判断力、想像力なども高い人のことです。

すでにお話ししているように、脳内にはニューロンが網の目のように広がっていて、外部からの情報を伝達する通路をつくっています。五感によって入ってきた情報が脳内に入ると、それらは電気信号となって、ニューロンを通じて脳の情報処理をする領域に伝えられます。

「頭の回転が速い」というのは、この情報を伝える速度が速く、さらには脳内での情報処理時間が短いということです。

こうしたことは、脳の四葉（前頭葉、側頭葉、頭頂葉、後頭葉）の総合力によるのですが、とくに前頭葉が発達していると、頭の回転が速くなると考えられます。前頭葉は「脳の司令塔」としての役割を担っていますから、この部位が活発だと、脳機能が高められて、判断力や理解力が高まるのです。

ですから、頭の回転を速くするには、前頭葉を鍛えることが効果

「頭の回転」チェックリスト

「脳内での情報伝達の速度が速く、処理時間が短い」人は、こんなところがすぐれている！

- □ **計算力**　…瞬時に暗算
- □ **聴く力**　…聴いてすぐ理解
- □ **早口**　…処理の速さに追いつくように、早口になりがち
- □ **要約能力**　…大事な点・勘どころを簡潔にとらえる
- □ **統制能力**　…場を仕切る、リーダーシップ
- □ **サポート能力**　…黒子を無難にこなす
- □ **単純作業の速度が速い**
- □ **マルチタスク**　…同時並行で処理能力は２倍、３倍
- □ **決断力**　…即断即決でチャンスを逃さない
- □ **公私の区別**　…リフレッシュしてパフォーマンスを上げる
- □ **仕事の切り替え**　…効率の良い時間の使い方ができる
- □ **観察力（発見力）**…素早く正確に見抜ける

**脳は、使えば使うほど強くなる。
こういった力を持っていなくても、
鍛えることは可能！**

的だといえます。

「頭の回転が速い」のはこんな人

以下は、頭の回転が速い人の代表的な特徴です。ご自身をチェックするつもりで、ご覧ください。

計算力

計算力は脳の回転の基本です。買い物をする際に、お札だけで支払ってしまうのではなく、お釣りの小銭ができるだけ少なくなるように計算して支払うなど、電卓を使わずに瞬時に計算できる人は、頭の回転が速い人です。

聴く力

人の話を聞いてすぐに理解できるのは、聴く力のある人です。頭の回転が速い人は、説明や指示に対し、瞬間的に理解・判断し、臨機応変な対応ができます。

早口

頭の回転が速い人は、情報の処理能力が高い人です。そのため、相手の話の内容や、自分の言いたいことが、頭の中で猛スピードで処理されていきます。ですから、必然的に早口になります。

早口であるだけではなく、論理的な話し方を好むので、トントン拍子に話が進み、展開が非常に速くなる傾向があります。

要約能力

頭の回転が速い人は、論理的に組み立てる能力があるため、要点だけを押さえて、その人の言いたいことをすぐに理解できます。聞き上手で、相手の話を引き出すことにも長けています。

統制能力（場を仕切る能力）

頭の回転が速い人は、リーダーシップをとって、場を仕切るのが得意です。人をまとめる力があるので、なかなか意見が一致しないときでも、頭の回転が速い人がいれば簡単に話し合いが終わることもあります。

サポート能力（黒子を無難にこなす）

頭の回転が速い人は、今の自分の状況と周りの状況を瞬時に把握し、自分が何を求められているか理解し、さりげなくサポートします。サポートされた側は、決して重荷に感じることなく、良いパフォーマンスができます。

単純作業の速度

頭の回転が速い人は、単純作業のスピードも速い傾向にあります。それは仕事（作業）前の段取りがよく、仕事をしやすい環境を事前につくっておくなど、物事を合理的に運べるからです。

マルチタスクをこなす能力

頭の回転が速ければ、複数のことを同時に考えることができ、複数のタスクを同時に進行するので、処理能力は2倍、3倍です。

決断力

頭の回転が速い人は、意思決定が速く、重大な決断も素早く行うため、巡ってきたチャンスを生かすことができます。また、必要な情報を精査する能力があるため、ダラダラ考えたりはしません。

公私の区別（仕事と余暇を分ける）

頭の回転が速い人は、仕事とプライベートをうまく分けることができます。休みには心身をリフレッシュすることができますから、仕事のパフォーマンスを高めることができます。

仕事の切り替え

頭の回転が速い人は、タスクの優先順位を明確にして、必要なことに必要なだけ時間を割きます。したがって、1つの仕事をいつまでもダラダラ行わず、切り替えも速いです。時間の使い方がうまいので、どんな分野でも結果を出すことができます。

観察力（発見力）

頭の回転が速い人は、観察力に優れているので、その場の人間関係などを素早く見抜くことができます。ですから、プレゼンテーションや営業などでも、キーマンが誰かを判断して、適切な対応を行うことができます。

さて、あなたの頭の回転力は、どの程度だったでしょう？

脳は筋肉と同じで、使えば使うほど強くなります。年齢は関係ありません。ニューロンの数は加齢とともに減少しますが、ニューロンどうしのネットワークが密に繋がっていれば、頭の回転はよくなります。それにはぜひとも脳を使って鍛えてください。

section 8

「柔らか頭」が明るい未来をつくる

楽しく発想する

人には2種類のタイプが存在します。それは、「頭の固い人」と「頭の柔らかい人」です。

「柔らか頭」の人は、物事に柔軟に対応することができ、自由な発想で、アイディアに富んでいます。

人はどうしても固定観念にとらわれてしまいがちです。しかし、柔らか頭の人は、固定観念にとらわれずに思考し、行動を起こすことができます。大多数の意見に流されずに自分のやりたいことを実行するのも、柔らか頭の人です。

また、一つの考えに固執しないため、たとえ失敗しても容易に軌道修正ができます。

一方、頭の固い人は、往々にして、固定観念に囚われています。型にはまった考え方しかできないため、ほかの方法を模索しようとしません。また、頭の固い人は、人のアドバイスを聞きません。人間関係も凝り固まっていて、親しい人としか接しようとせず、自分の視野を広げようとはしません。

みなさんは、どちらの「頭」になりたいですか？

もちろん、柔らか頭だと思います。

そのために、まずは、今の自分の「頭の柔らか度」をチェックしてみましょう。

以下は、柔らか頭の人の特徴です。あなたは、何項目当てはまりますか？

①進取性

頭が柔らかい人は、従来の「慣わし」や「しきたり」などに囚われることなく、進んで新しいこと

「頭の柔らかさ」チェックリスト

◎「頭が柔らかい」とは、
「物事に柔軟に対応することができ、自由な発想でアイディアをどんどん出せる」こと

◎「頭が柔らかい」人は、こういった特徴を持っている

- □ **進取性** …ならわしやしきたりにとらわれない
- □ **適応性** …環境の変化や予想外の事態に難なく対応
- □ **融合性** …異なる要素を自由な発想で組み合わせる
- □ **独創的考案力** …独創性、世間に「受け入れられる」力の両立
- □ **素直さ** …他者の意見にも耳を傾ける
- □ **適時性** …タイミングを見逃さない

をしようとします。

　しかも、それは単なる独りよがりではありません。世の中の流れを見極め、今、何をなすべきかを考えたうえでの行動です。

　バブルがはじけたときや、世界的大不況のような大きな変わり目には、その変化を察知し、ピンチをチャンスに変えられるのが柔らか頭の人です。

　典型的なのは、IT企業のメッカ・シリコンバレーで生まれたアップルやグーグル、フェイスブックなどの創始者たちです。彼らは「自分でイノベーションを起こして、今までにない世界をつくる」という野望をもっていました。

彼らの頭は、最上級の柔らか頭に違いありません。

②適応性

柔らか頭の人は、何か予想外のことが起きても、それに対応できる能力に長けています。

そのため、世の中の状況が、ガラッと変わったときにも、その中で知恵を出し、自分を適応させながら生きていくことができます。慣れない場所や異国の地でも、気後れすることなく、自分らしく生きていくことができます。

また、柔らか頭の人は、いろいろな世界を体験することを、むしろ楽しんでいる向きもあります。今までに経験のないことをやってみると、新しい気づきがあり、それがまた成長につながるのです。

③融合性

柔らか頭の人は、積極的に外へ出て、多くの人と出会ったり、いろいろな経験をすることが大好きです。また、あらゆるジャンルの垣根を越えて、新しい組み合わせを模索することも得意です。

既存の事業に異なる業種をもってきて、これまでになかったような事業展開をしていく、さまざまなものを融合させ、新しいものをつくりあげていく力があります。

④独創的考案力

頭の柔らかさとは、自由に発想できるかどうかということです。柔らか頭の人は、固定観念の外で、物事を考えますから、何にも縛られることなく、自由に発想することができます。

そして、その発想は独創的で、「ウケる、おもしろい発想」です。「ウケる」は、ダジャレのように、ただ単に笑えるというのではなく、世の中に「受け入れられる」ということが肝心です。さらに、それを見抜く力があるのも、柔らか頭の特徴です。

人はどうしても、それまでの経験や知識をベースに思考しがちです。しかしそれでは、ありきたりの発想しか出てきません。

また、アイディアはすぐに思いつくわけではありません。ですから、いつも何かについて考えているのは、良いことです。このとき大切なのは、興味をもって考えることです。興味をもつことで前向きの思考になるので、いろいろな発想がわいてきます。

実は、柔らか頭の人は、こうしたことを無意識のうちにやっているのです。

⑤素直さ

柔らか頭の人は、他人の意見に耳を傾けることができる人です。それに対して、頭の固い人は、素直に他人のアドバイスを聞くのが、苦手です。

柔らか頭の人は、さまざまな角度から物事を考えることができます。自分の考えをいったん捨てて、まったく逆の角度から発想してみたり、あるいは進んで人に意見を求めたりして、数多くのアイディアの中から、より良い答えを導きだします。

また、自分の個性を大切にすると同時に周りの人の個性も大切にしているので、自分の意思を押しつけたりもしません。

⑥適時性

何をするにも、適時性は大事です。果物でも野菜でも、収穫に適したタイミングがあります。

ビジネスも同じですが、ビジネスの場合は、世の中の流れによって適時が変化することがあります。そんなとき、一つの考えに固執していると、その適切なタイミングを見逃してしまう恐れがあります。柔らか頭は、こうしたことに遭遇しても、必要に応じて考えを変えられます。

section 9

創造力を育むのは「二面性のバランス」

良い意味で「二面性」が大事

世の中の多くの物事には、二面性があります。「綺麗な花にはトゲがある」ということわざがありますが、これも二面性の一種です。

人間の二面性となると、「表と裏のある人」というイメージが強く、あまり良い感じがしないのも事実です。

しかし、創造力や発想力といったことを考えた場合、この二面性のバランスが、とても大事になってきます。

すなわち、2つの相反するもの、あるいは異質のものを同時に取り入れ、バランスをとっていくことで、創造的なものが生まれるのです。具体的には以下のものです。

①自己尊重・自己愛かつ他人との交流
②基礎力をふまえた応用力
③組織に迎合しない
④規律の順守と独創性
⑤同僚への敬意と異質性の認識

①自己尊重・自己愛かつ他人との交流

アイデアの原材料は、自分自身です。ですから、まずは自分を好きになること、自分を尊重すること、自分を肯定することが大事です。

そして、難しい局面でも、何とか乗り切れる、あるいは絶対に自分は良いアイデアを出せるといった「できる自信」をもつことです。

「自分はダメだ」と卑下したり、「本当に自分がやっていることは正しいのだろうか」と自己否定したりするのは、マイナスのエネルギーに包まれてしまいますから、一番よくないパターンです。

創造性＝二面性

**相反するもの、異質なものを
取り入れることで
調和（バランス）が生まれる**

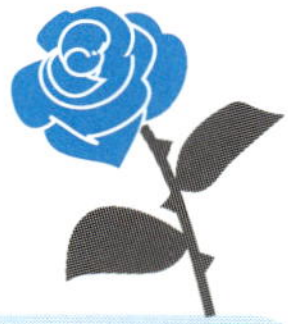

①自己尊重・自己愛かつ他人との交流
…「自分ならできる」という気でいれば乗り切れる

②基礎力をふまえた応用力
…基礎の力無くして応用はできない。アイデア出しも同じ

③組織に迎合しない
…安易に迎合しないことが、むしろ組織のためになることもある

④規律の順守と独創性
…最低限のマナー・縛りを踏まえた上での独創

⑤同僚への敬意と異質性の認識
…異質性、協調性を同時に持つ

ただし、あまりにも自己愛が強いのも困りものです。自信過剰で天狗になるのもいけません。そこは加減の問題です。

また、自己を尊重するだけでなく、他人を尊重することも大事です。周りの人と活発に交流し、さらに斬新な発想につながっていくことはめずらしくありません。

要は、自己と他者、その二面のバランスをとることが大切なのです。

②基礎力をふまえた応用力

近年、「社会人基礎力」ということがよくいわれますが、「基礎力」はどんな学問にも、どんな仕事にも必要不可欠なものです。

あの抽象画のピカソは、幼少の頃からすごいデッサン力を身につけていました。

グラビアで有名な写真家の篠山紀信さんは、実は建築写真がずば抜けて素晴らしいと聞いたことがあります。

彼らは、基礎がしっかりしているからこそ、後にああいう絵を描いたり、写真を撮ったりできたのだと思います。

それと同じで、良いアイディアを生むには、基礎力をふまえた応用力が大事です。基礎がないと、本当の意味での応用はできません。私は、小さい頃から基礎が嫌いでした。今さらですが、少し後悔しています。

③組織に迎合しない

何か一つの仕事をしようというとき、チームが一丸となって、その成功に向けて突き進む反面、自分の仕事のやり方は曲げないということも大事です。

私の写真の先生で、テラウチマサトさんという写真家がいます。その方の最初の頃の教え子に鈴木親さんという写真家がいるのですが、この方はNHKの大河ドラマ『おんな城主 直虎』のスチール写真の撮影で、周りのスタッフからの要請にも一切妥協せず、わざと女優さんを怒らせてその表情を撮ったという逸話が残っています。

テラウチ先生いわく、彼は、どんなときでも、組織に迎合しない人なのだそうです。

126ページで、組織の統制についてお話をしましたが、こういう組織に迎合しない社員を認めてコントロールできるのが、統制能力のある社長です。逆にいえば、こういった統制能力のない人は社長には向いていません。

また、組織に迎合できない人は、大きな会社をつくることができないということもできます。ある程度まではいっても、結局は組織の中に埋没することを嫌う人ですから、心情的にも合わないのでしょう。

このように、統制能力に乏しい、組織に迎合できないという人の場合は、いずれにしても片腕になる人が必要です。

④規律の順守と独創性

型破りで組織に迎合できない人は、往々にして発想力のある人が多いように思います。失敗を恐れず、創造的な挑戦に常に挑み続けるのは、このタイプの人です。

独創性は、こういう脳の持ち主からしか生まれないといっても過言ではないでしょう。

しかし、最低限の規律は順守することが必要です。規律を守らず、発想力だけで勝負しても、いわゆる「一発屋」で終わってしまいます。ビジネスとして大成はできません。

この二面性のバランスも、大切だということです。

⑤同僚への敬意と異質性の認識

一緒にやっていく仲間に対する尊敬の念は大切です。「自分が、自分が」では、やはり大成はできません。

しかし、自分のアイデンティティーをしっかりもっていることが、発想力にとっては、非常に大事です。

創造性は、知能、知識、思考スタイル、個性、動機、環境など、複合的な要素によって生まれるものです。

脳力アップは、創造性と密接な関係にあります。創造性を磨くためにも、二面性のバランスを大切にしてください。創造性のある脳は、情動という本能と知性の葛藤の中で生まれます。

第4章

すぐに、カンタンに、誰にでもできる！「脳トレ」実践塾

section 1

脳内のフロンティアを切り拓く「挑戦する心」

ストレスは敵か味方か?

障壁を乗り越えた成功体験は自信となり、脳力の向上につながります。しかし、成功に行き着くには、モチベーションを保たなければなりません。その方法としては、ときに医科学的介入が有効な場合もあります。

障壁とは、私たちにとってストレスを引き起こす要因、つまりストレッサーです。一般にストレスという言葉にはネガティブな意味合いが強く、生活にとって良くないものという響きがあります。とくに脳にとって、ストレスがさまざまな悪影響をおよぼすことは、これまでに私もお話ししてきたことです。

しかし、まったくストレスがない状態が、脳にとって好ましい状態だとは、決していえません。

私たちの脳は、ストレス、すなわち外からの刺激を受けて巧みに応答し、場合によってはストレスをうまく利用して、脳力アップを図っています。ストレスは絶対的に悪いものではなく、状況によって良い刺激にもなることがあるというわけです。

この良い刺激＝良いストレスが、私たちを障壁に立ち向かわせる原動力になります。

ただし、同じストレスでも、程度や強さ、その人の脳力の差などによって、良いストレスにも悪いストレスにもなりえます。脳力がアップするにしたがって、それまで克服できないと思っていた高い障壁が、適度なよい目標になっていくともいえるのです。

脳は一生、成長を続ける

〝脳《のう》番《ばん》地《ち》〟

脳の構造を単純に表すと、まるで地図のよう

↓

脳にも「番地」があり、番地ごとに担当する分野がある

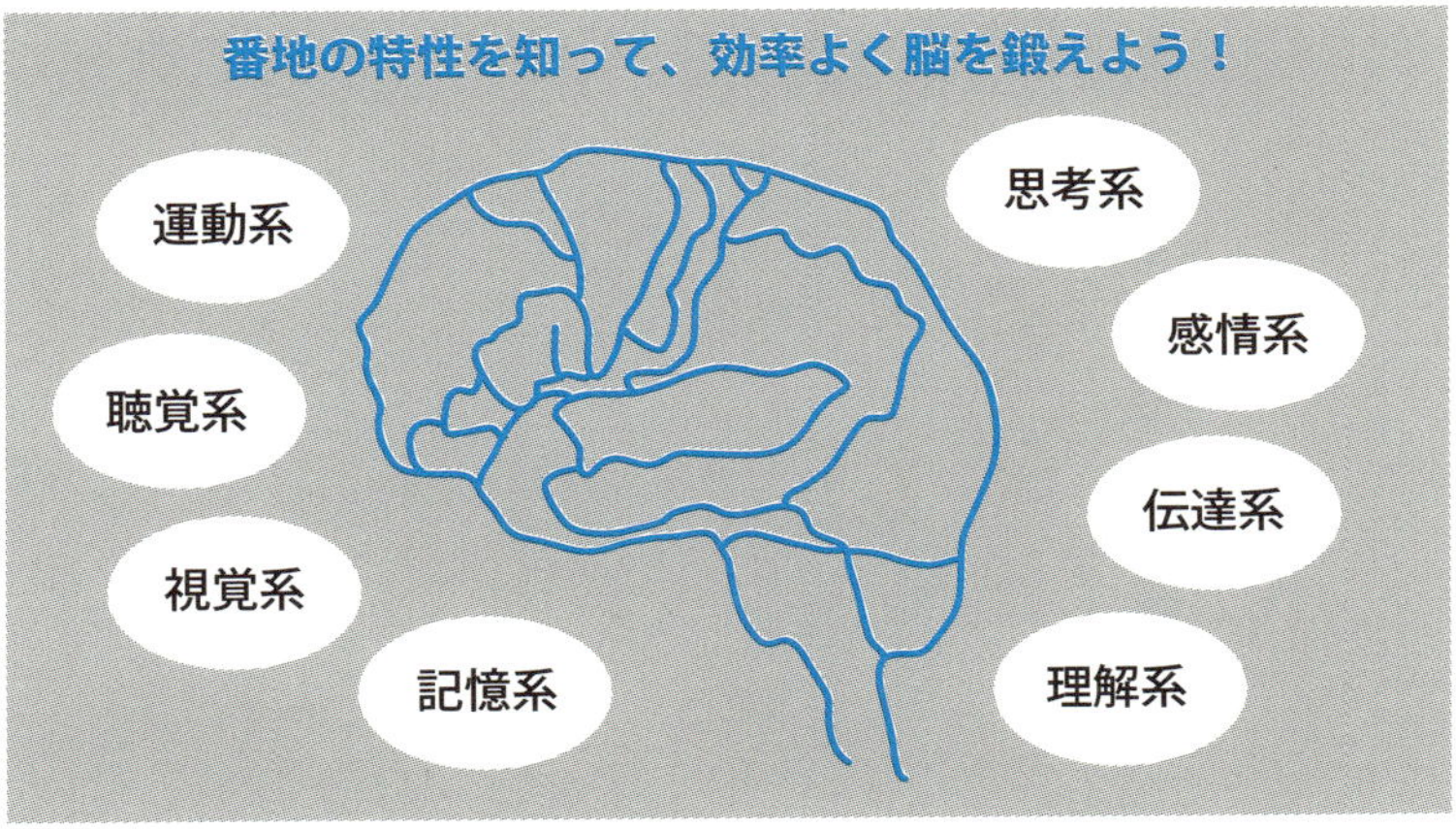

お年寄りでも脳は強化できる

私たち人間が脳内で情報を展開できるのは、学習と記憶の機能があるからです。

記憶の世界には、「再現的世界」と「情報創成の世界」があり、前者は、環境に適応するために脳内につくる外界の世界、後者は、外界からの情報がなくても脳内に情報を創発させる世界です。

この2つの世界は、外からの刺激の変化や、脳内の発想転換によって、その世界をダイナミックにつくりかえていきます。

そして、それは、誰もが同じではなく、人それぞれのさまざまな経験によって、特徴のある世界が

つくられていくのです。

成功体験を数多くしている人は、その成功体験が色濃く反映された脳内世界がつくられていくはずです。

「一定の年齢を超えたら、脳は衰える一方だ」と思い込んでいる人も多いと思います。しかし、近年の研究で、「脳は鍛えれば一生成長を続ける」ということが、明らかになりました。

前にも触れましたが、脳の神経細胞であるニューロンの成長は、20代にピークを迎え、その後は加齢にともなって減少し、60歳を過ぎる頃から、そのスピードは急速に上がります。

しかし、その一方で、外界の刺激によって、シナプス数が変化することが報告されています。すなわち、60歳からでも、努力次第でシナプスを増やすことが可能だということです。

そして、それによってニューロンのネットワークは広がり、密になります。このネットワークを強化していくことが、脳の成長につながり、ひいては脳力アップにつながると考えます。

「あえて挑戦」の心構えで

そのためには、脳の機能をまんべんなく使うことが必要です。

脳科学者の加藤俊徳《としのり》氏は、「脳番地」という概念を発表しています。この説によると、脳細胞集団を構成する1000億個を超えるニューロンは、個々の働きによって、脳内に「基地」をもっているといいます。

多くの場合、この脳細胞集団が複数で連携して働いていますが、「脳番地」とは、その脳細胞集団と細胞集団がよりどころにしている基地のことで、脳を正しく鍛えるには不可欠だといいます。

この「脳番地」は、①思考系、②感情系、③伝達系、④理解系、⑤運動系、⑥聴覚系、⑦視覚系、⑧記憶系の8系統に分かれ、どの脳番地が発達していて、どれがそうでないかは、その人の暮らし方や考え方、行動パターンなどによって異なってきます。

要は、よく使う脳番地は発達していますが、使わない脳番地は発達しないということです。

得意なことばかりをやっていると、特定の脳番地しか使われないことになりますから、脳の成長に必要なニューロンのネットワークも広がらないことになります。

ですから、あえて苦手なこと、不慣れなことに挑戦することが大事です。未発達な脳番地が刺激されて、苦手を克服できるばかりか、思いもよらない新たな能力が開花するかもしれません。

苦手なことにどんどん挑戦すると、だんだん苦手ではなくなってくるということがあります。

それは、ひとつには、やはり成功体験の積み重ねが大きいと考えられます。

まったく泳げなくて、自分の人生から水泳を「削除」していた人が、練習によって泳げるようになったとしたら、その人は「泳げるってなんて楽しいんだ」という気づきを得るという成功体験をしたことになります。

すると、「もっとうまく泳ぎたい」「もっと速く泳ぎたい」というプラスの欲求が出てきて、さらに練習するようになります。こうしたことが頻繁に起こると、その人の「苦手」が1つずつ消えていきます。

「習うよりも慣れろ」ということわざがありますが、記憶の定着（短期記憶を長期記憶に変換）も同じで、何度も繰り返すことが必要です。成功体験も一度だけでは希薄です。いろいろなことにチャレンジして、自分の脳番地すべてを刺激することです。それによって、成功体験の記憶を固定化し、脳力アップを図ることができます。

section 2

今すぐ始めたい脳トレ①「自分で調理する」

毎日無理なくできる脳トレ

脳の「使わない場所」が、その人の苦手な部分だということでしたが、あなたが苦手なことは何でしょうか。

料理はどうですか？

もし苦手なら、さっそく挑戦してみましょう。日頃、料理をしないという方には、とくにおすすめいたします。

とはいっても、はじめから手の込んだ料理をつくろうとするのは、とても無理です。簡単なものでいいので、1品だけでもチャレンジしてみましょう。

なぜ料理をおすすめするのか。

それは、一見簡単な料理一品をつくるために、多くの手間と労力がかかるからです。それに、慣れない人にとって、料理はとても「頭を使う」作業でもあります。

最近、料理をすることで脳が活性化されるということが、よく言われるようになってきましたが、このことは、科学的に証明されています。

脳研究の第一人者、東北大学加齢医学研究所の川島隆太教授と、大阪ガス（株）の共同研究をご紹介しましょう。

川島教授らは、光トポグラフィ（近赤外線計測装置）を用いて、調理中の脳活動の計測実験を行いました。その結果、調理中には脳の前頭連合野の血流が増え、脳が活性化されることが確認されたのです。

前頭連合野は、理性を司る脳です。衝動に動かされず、理性にしたがって、五感から集まってきた情報を整理・統合・理解して、さ

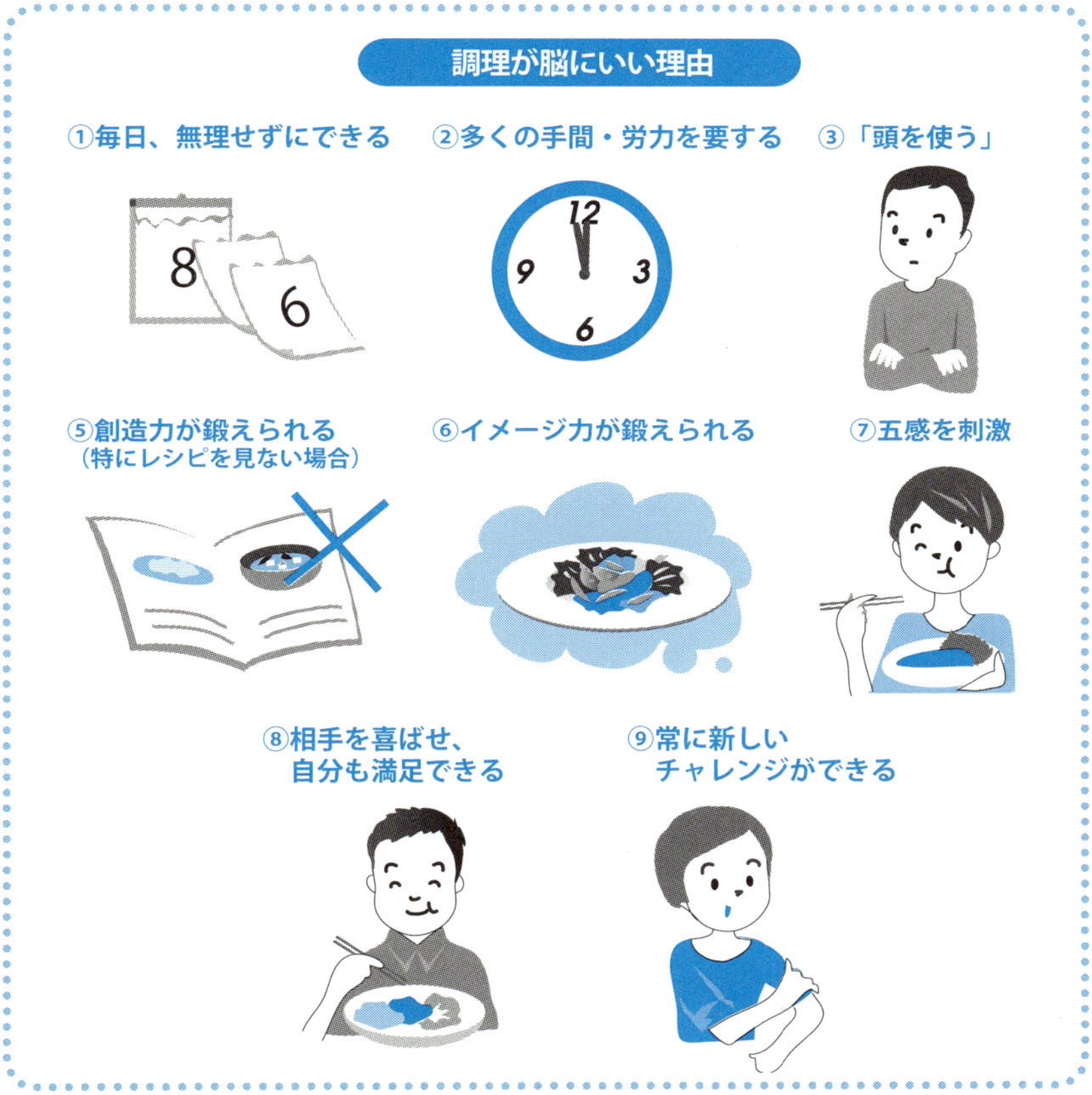
調理が脳にいい理由
①毎日、無理せずにできる
8
6
②多くの手間・労力を要する
12
9
3
6
③「頭を使う」
⑤創造力が鍛えられる（特にレシピを見ない場合）
⑥イメージ力が鍛えられる
⑦五感を刺激
⑧相手を喜ばせ、自分も満足できる
⑨常に新しいチャレンジができる

まざまな価値判断や意思決定をし、指令を出します。

病気や事故などで前頭連合野が障害されると、人格や情動、知的機能の障害がみられるようになります。また、料理上手な女性が、この部分を切除した手術の後、まったく料理ができなくなったという話もあります。

こうしたことから、「料理をする＝脳トレ」ということができるのです。それが、料理が苦手だという人だったら、なおのこと効果が上がります。

料理が脳をきたえる理由

料理をするプロセスには、「献

立を考える」「材料をそろえる」「洗う」「切る」「煮る、焼く、炒める」「盛りつける」など、さまざまな工程があります。また、何品かの料理を同時につくることで、工程はさらに複雑になり、手順も変わってきます。炒め物をしている間に、隣のコンロでは、同時に煮物をしている、あるいはロースターで魚を焼いている……といった具合です。

こういった一連の作業の中で、脳は常に活性化していることになります。そして、その作業が複雑であったり、また難しくなるほど、脳は一生懸命に働きます。

ただし、皮むき器を使って皮をむくなど、あまりにも単純な作業や楽な作業では、脳はそれほど活性化しません。料理が苦手な初心者にここまで望むのは酷ですが、少しは苦労をしてみたほうがいいかもしれません。

脳の活性化のためには、レシピを見ないで料理をつくるほうがいいようです。レシピを見ながらつくると、見ないときの10分の1の効果しか得られません。

また、レシピを見ないで料理をすると、ゼロからものをつくることになるので、創造力が鍛えられます。

さらに、料理経験者であれば、過去につくったものを思い出す記憶力や、材料からどんなものがつくれるか、完成品の味や見た目を考える想像力も鍛えられます。

それに、料理は味覚、触覚、視覚、聴覚、嗅覚といった五感をすべて使いますから、脳の各領域がまんべんなく刺激されることも注目すべき点です。それによって、認知症予防の効果も期待できることが知られています。

料理で脳トレ・応用編

少し慣れてきたら、今度は、誰かにその料理を食べてもらうといいでしょう。

つまり、誰かのためにおいしいものをつくろうと努力することが、大事なのです。

人は、「誰かの役に立ちたい」「誰かに喜んでほしい」と、無意識に思っているものです。また、何かを達成したときの気持ちには、何ともいえないすがすがしさがあります。

料理は、そうした思いを満足させてくれる手段としても役に立ちます。

そして脳は、「相手を喜ばせた」「達成感を味わった」ということで幸福感に満たされ、次も頑張ろうという気になり、さらに活性化されます。


また、今までつくっていた料理が簡単に感じるようになったら、ほんの少しハードルを上げてみてください。

慣れきってしまったことや簡単なことでは、脳は刺激されません。「新しいもの」「いつもと違うもの」「変わったもの」にこそ、刺激されるのです。

新しいスマホ、新しいパソコン、新しいオーディオ機器、新しい家電製品、新しい車……新しいものは、どんなものでも、私たちの目を引きます。

これはまさに、脳が「新しいものを好む」からだと思います。そして、この目新しいものを好む性質は、私たちの学習能力と複雑に結びついています。

ですから、この性質を上手に利用すれば、新しいことを覚えたり、記憶力を高めたりすることができると考えられます。

いずれにしても、マンネリ化した情報は、脳力アップには不要です。

ふだんやらない、苦手なことをやってみることが、ニューロンのネットワークを広げることになります。

section 3

今すぐ始めたい脳トレ②「アートに親しむ」

脳を鍛える写真術

「ふだん使っていない脳領域を刺激するには、苦手なことをやったほうがいい」ということで料理を提案いたしましたが、料理が得意な方は、芸術活動などはいかがでしょうか？

例えば、写真はどうですか？

写真は、自己表現の手段です。ただ写せばいいというものではなく、その写真を撮るためには、まず被写体を決め、どんな天気のとき、どんな時間に、どんな構図で撮るかなど、いろいろなことに考えを巡らせる必要があります。

準備ができれば、いよいよ撮影です。ファインダーや画面をよく覗いて、1枚の写真撮影に自分の思いを表現します。

実は、この一連の作業が、脳にとってとても良い刺激になり、脳を活性化させるのです。

撮影でのポイントは、「切り取り（構図）」です。レンズは広角ではなく、標準のほうがベターです。私は、4、5年前から本格的に写真を始めたのですが、当初は広角レンズばかり使っていました。それで、あまり上達しなかったのでは、とも。焦点を明らかにして標準レンズを使うようになって、著しく上達したとまではいえませんが、やはり写真は変わったと感じています。それは、標準レンズを使い、浅い深度で撮る場合のほうが、「必要なものだけを切り取る」という意識が強くなるからだと思います。

また、写真を撮るときは、「光を感じる」ことが大事だと思います。

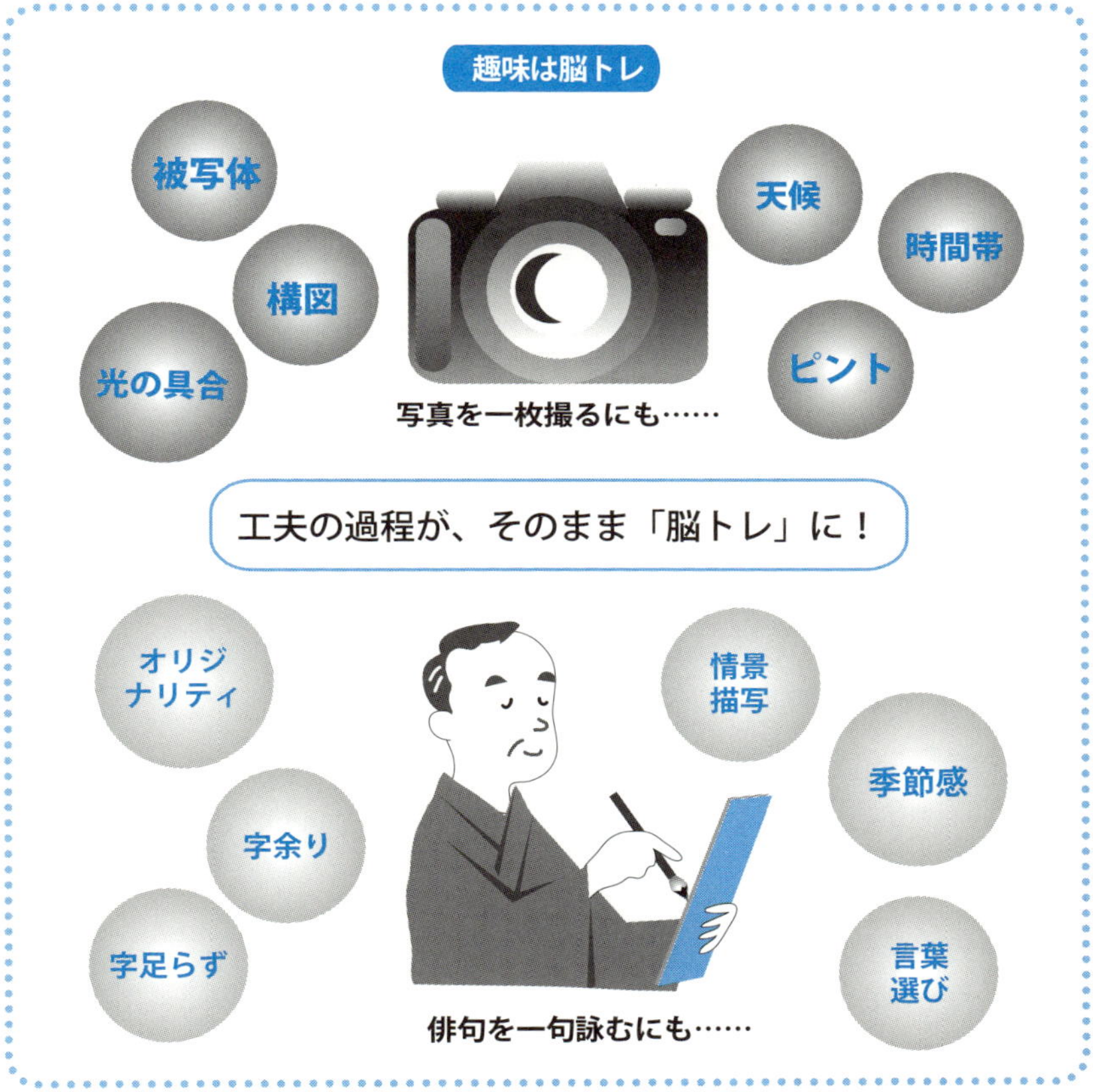

言ってみれば、広角で撮った、かつての私の写真は、欲張った写真でした。一見上手に見えるし、絵葉書としてはきれいなのですが、ただフラットなだけで、深みが感じられないのです。

こういう写真の撮り方は、脳を鍛えるという意味でも、好ましくありません。ただ単にきれいな写真は、リラクゼーションにはなりますが、脳トレにはなりません。

同じように、単に「かわいい孫を撮りました」「かわいいペットを撮りました」というのもダメです。成功するための脳トレをするなら、誰もやったことのないようなものを、シンプルな画面に見出していくくらいの気持ちで、取り組むことが必要です。

俳句や短歌で左右の脳を活性化

さて、もう一つ、私がお勧めしたいのが、俳句や短歌です。俳句や短歌は、脳にとても良い刺激をもたらすのです。

俳句や短歌では、決められた文字数の中で、自分が感じた感情や風景、自然のありさまなどを表現します。

とくに俳句は、五・七・五の17文字でつくられる、世界で最も短い文学芸術です。写真と同様に、余分なものをそぎ落としたシンプルな中に、独自の自然観、価値観、世界観、宇宙観といったものが表現されます。

おさらいになりますが、人間の脳は左右に分かれていて、右脳と左脳がそれぞれ異なった働きをもっています。

左脳は、読む、書く、話す、聞く、計算するなど、論理的に思考する脳。右脳は大きさ、形状などを見分けたり、広がりや奥行きといった空間の認識などを行う脳ということでした。

俳句や短歌を詠むことで、この左右の脳をバランス良く鍛えることができます。

左右の脳は脳梁と呼ばれる部分でつながっており、情報のやりとりをしています。俳句や短歌は、ある場面を思い浮かべながら言葉を探し、しかも韻《いん》の踏み方を考えながら、決まった文字数におさめる作業を行うわけですから、その際、左右の脳の間では活発な情報のやりとりが行われます。

ですから、俳句や短歌をつくることは、脳力アップという面で、とても良いことなのです。

また、俳句や短歌では、左脳の発する言葉の中に、視覚、聴覚、嗅覚、味覚、触覚といった五感が散りばめられています。ただ言葉をきれいに並べただけでは、俳句や短歌は生まれません。そこには情緒や感慨といった、人間らしい感情が含まれています。さらに、五感が脳で認識されているということも考えると、俳句や短歌が、脳に良いことがよくわかると思います。

音楽や絵はぜひ「自分の手で」

音楽や絵も、脳を刺激します。苦手な方は、ぜひチャレンジしてみてください。

音楽は、聴くだけだけでも、私たちの脳に良い影響をもたらせてくれますが、自分で演奏すると、さらに良い影響があることがわかっています。

実際、音楽を演奏しているときと、単に聴いているときを比べると、演奏しているときのほうが、驚くほど広範囲にわたって脳全体が活性化されており、脳の信号伝達も活発になっているそうです。

また、楽器を演奏することで、俳句や短歌と同様、右脳と左脳をつなぐ脳梁が鍛えられ、両脳の情報のやりとりがスムーズになります。とくに、ギターやピアノなどの弦楽器は、右手と左手で違う動きをこなさなければいけませんから、両脳をバランスよく刺激してくれます。

絵についても、楽器の演奏と同じように、自分の手を使いながら絵を描くことが、脳の活性化につながります。

そして、絵を描くためには、写真と同じように、絵を描く対象をイメージしたり、どんな絵にするかなど、いろいろと考えなければなりません。やはり、これも脳力アップにつながります。

また、絵を描くときは、右脳を中心に使っています。右脳は創造や感覚を司る脳ですから、鍛えることで、ひらめきや発想力、創造力などが向上します。さらに、右脳と左脳の情報交換力も強化されます。

どれをやるにしても、強調したいのは、苦手なことに挑戦しようということです。そのことで脳が刺激され、脳力がアップします。

section 4

今すぐ始めたい脳トレ③「インターネットで」

脳にいいのは本よりパソコン？

インターネットは、子どもから高齢者まで、とても身近なものになっています。

みなさんは、読書をしているときの脳と、ネットで情報を検索しているときの脳とでは、どちらが活性化していると思いますか？

意外に思うかもしれませんが、正解はネット検索です。

これは、米カリフォルニア大学ロサンゼルス校のチームの「パソコンでのインターネット検索が中高年の脳を活性化する」（参考：２００８年10月16日ＡＰＦ）という研究結果によるものです。

実験は、55～76歳までの被験者24人を「ネットを使ったことがある」経験者のグループと、「使ったことがない」未経験者グループの2つに分け、それぞれに「読書する作業」と「ネットで指定された言葉を検索する作業」を行ってもらい、脳回路の変化を記録する機能的磁気共鳴画像（ｆＭＲＩ）で、脳の状態を調べました。

その結果、ネット検索と読書の両方で、全員に脳血流の変化が見られましたが、ネット検索においては、経験者の脳血流変化は、未経験者の2倍を記録。さらに、ネット経験者のグループでは、意思決定や論理的思考を司る前頭葉において血流の活発化が見られたそうです。このことは、明らかに脳が活性化したことを示しています。

ただし、これはインターネットに慣れていることが前提だといいます。「苦手なことをやる」という原則とは矛盾しているように思えます。

SNSを脳トレに活用しよう

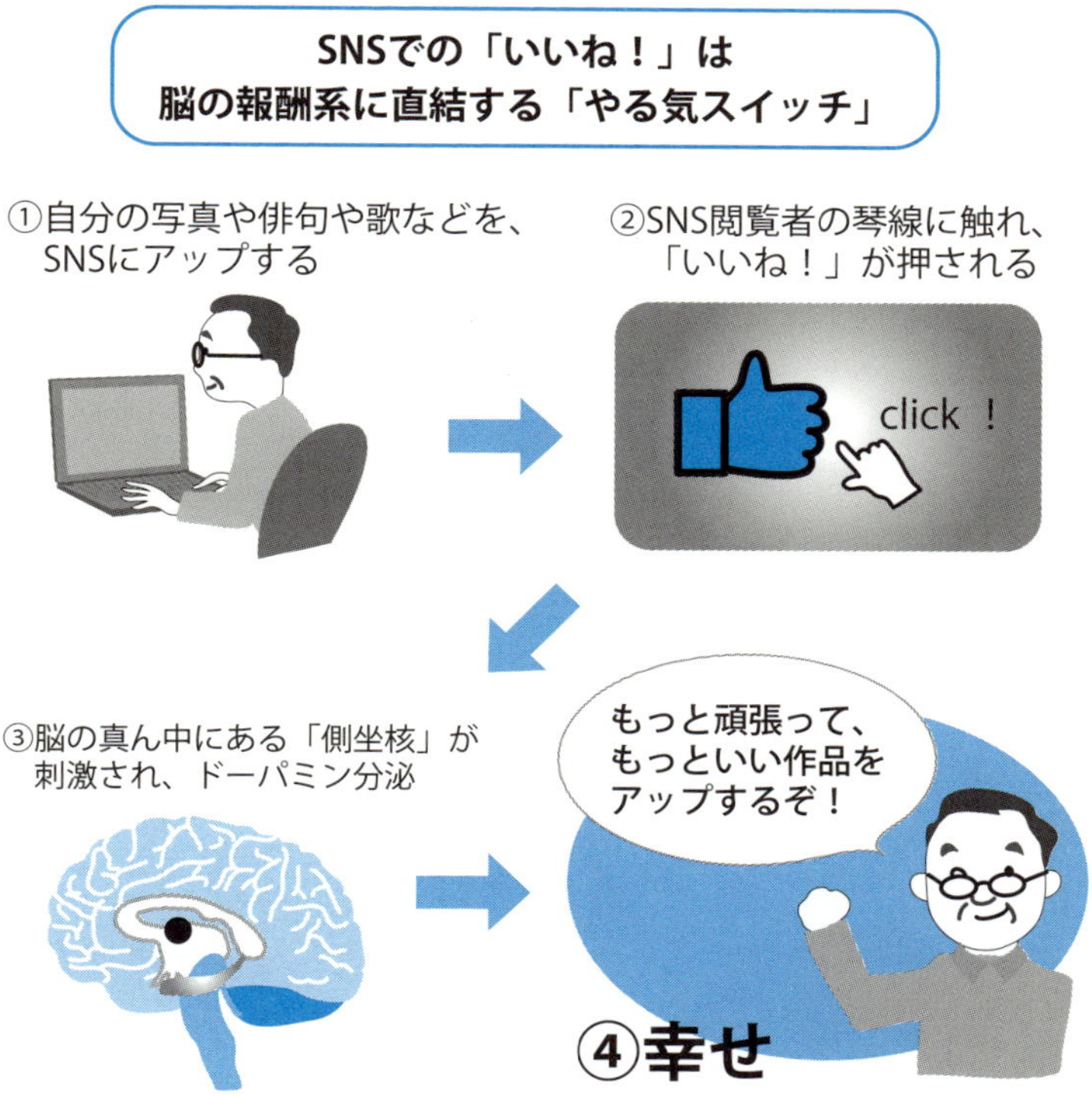
SNSでの「いいね！」は
脳の報酬系に直結する「やる気スイッチ」
①自分の写真や俳句や歌などを、SNSにアップする
②SNS閲覧者の琴線に触れ、「いいね！」が押される
click ！
③脳の真ん中にある「側坐核」が刺激され、ドーパミン分泌
もっと頑張って、もっといい作品をアップするぞ！
④幸せ

ですが、1つの検索キーワードだけで検索しても、膨大なサイトがヒットしてしまいますから、複数のキーワードを組み合わせるなどして、必要な情報を探し当てる工夫が必要にあります。また、サイトやサイトに書いてあることの信頼性を判断するのもユーザーです。

こうしたことをすべて1人でこなすわけですから、脳はフル回転せざるを得ないのでしょう。ネット検索の未経験者は、まだそこまでやることができないので、脳の活性に違いが出てくるのだと考えられます。

おそらく、事前にネット検索の

コツを教えてもらって、「よし、挑戦しよう！」ということであれば、もっと脳は刺激されるのではないかと思います。

ＳＮＳでも脳トレができる

パソコンにあまり馴染みがないという方でも、インスタグラム（Instagram）という名前は、聞いたことがあると思います。２０１７年の流行語大賞には「インスタ映え」が選ばれました。

ＳＮＳ（ソーシャル・ネットワーキング・サービス）は、主にメンタルに与える影響に関して、さまざまなことがいわれていますが、趣味や嗜好など、価値観を共有している人とコミュニケーションがはかれるなど、メリットも多くあります。

先ほどは脳トレのために写真や俳句などをおすすめしましたが、さらに、そうやって生み出した作品をインスタグラムなどのＳＮＳに投稿して、「いいね！」をたくさんもらってほしいと思っています。なぜなら「いいね！」は、脳にとってはとても刺激的な「褒められ体験」なのです。

カリフォルニア大学ロサンゼルス校では、こんな実験が行われました。

それは、13歳から18歳の若者32人を対象に、あるＳＮＳの写真を見てもらいながら、脳をＭＲＩで観察するというものです。

その結果、自分が投稿した写真に「いいね！」がついていると、脳の側坐核《そくざかく》という部分がいっきに活性化しました。他人が投稿した写真でも、「いいね！」が多ければ、側坐核が反応したということです。

側坐核というのは、前脳にある小さな器官で、ドーパミンを分泌する部分です。

私たちの脳では、報酬を手にしたときや、報酬を手にすることができると意識したときに、報酬系が作用し、ドーパミンが分泌されます。そしてこのとき、側坐核が反応するのだそうです。

この現象は、おいしいものを食べたり、お金をもらったときなどにも起きることがわかっていますが、SNSの「いいね！」も、こうした効果があるというのです。

興味深いのは、写真の内容そのものと、報酬系の興奮レベルは、まったく関係がなかったということです。

何の変哲もない公園の写真を見せられても、その画像に「いいね！」がたくさんついていると、脳はドーパミンをより多く出します。この効果は、写真の投稿主が自分でも、他人でも、まったく同じだそうです。

適度に楽しもう

私が先ほど、「写真や俳句をインスタに投稿しよう」と言ったのは、脳にこうしたシステムがあるからです。

すなわち、「いいね！」の喜びをもらうために、またいい作品をアップしようという気持ちになる。いい写真を撮ろう、いい俳句をつくろうと努力する。それが脳を刺激することになるのです。

ですから、写真をとって、キャプションとして俳句をそえる、というのもいいかもしれません。脳を二重三重に刺激していることになりますから。

ただし、注意したいのは、意欲やモチベーションを高めるドーパミンが多く分泌されるほどよいというものではないことです。

124ページでお話ししましたように、ドーパミンが過剰に分泌されると、その快感を欲するあまり「意欲や欲求の暴走」が起こり、依存症の危険が高まります。

現代社会では、ネット依存、スマホ依存などが増えていることも忘れないでください。

ドーパミンが不足すると、物事への関心や意欲などが薄れやすくなって、無気力、無関心、鬱のような症状が現れやすくなります。

やはり、何事にも「バランスが大切」ということなのでしょう。

section 5 今すぐ始めたい脳トレ④「VR、テレビゲーム」

さらなる脳力アップのために

決まりきったことばかりの世界では、脳力は広がりません。

私たちの脳は「自己組織化」します。すなわち、ニューロンの集団が集まることで、機能的なネットワークがひとりでに構築されるのです。

生後すぐに右目を眼帯で覆った猫と、左目を眼帯で覆った猫を育てるという実験が行われたことがあります。

通常の猫の場合、視覚野には、それぞれの目から受けた情報を分析するニューロンが、左右交互に並んでいます。

ところが、右目をふさいだ猫は、右目からの情報を分析するニューロンがなくなり、ほとんどが左目専用のニューロンに変化しました。左目をふさいだ猫は、この逆の結果が出たそうです。

つまり、狭い範囲の中で育てられると、脳はその世界でしか活躍することができないということなのです。したがって、脳力を広げるには、できるだけたくさんの情報＝刺激が入ってくることが必要なのです。

そうはいっても、私たちが見聞きする情報や、体験する情報の量には限度があります。もちろん、好奇心旺盛で行動力のある人は、そうでない人と比べて、何十倍もの刺激を受けていると思います。しかし、それにも限度はあります。

そこで活用したいのが、VR（バーチャルリアリティ）です。脳を劇的に変えるには、人工的な刺激、体験、記憶で、休んでいる脳を活性化させることが有効です。

脳トレにはゲーム？

◎脳は、自分のおかれた環境に適応するように育つ

↓

脳力アップには、
刺激の多い環境づくりが必要

↓

ＶＲ（バーチャルリアリティ）が有効

自分ひとりで体験可能な範囲をはるかに超えた脳トレ
（「超越の体験」「自己超越体験」など）

↓

認知能力の向上（注意力、情報処理速度、柔軟性）

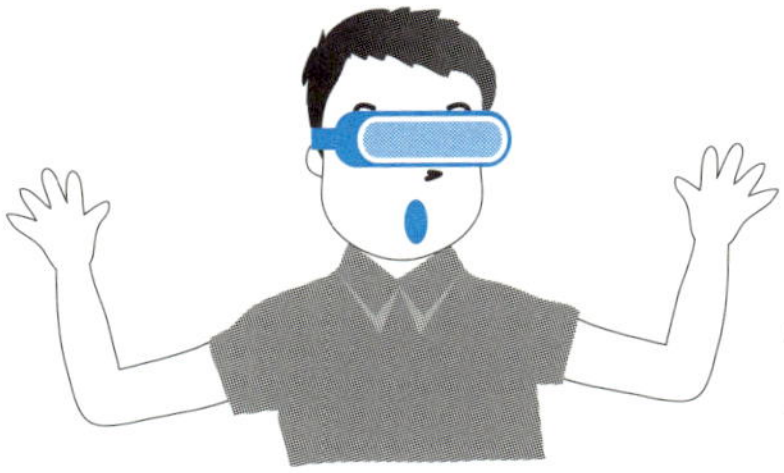

ＶＲを使えば、
90%以上もの感覚を
支配できる

科学が裏づけた「瞑想《めいそう》」の力

脳を完全に開発する、すなわち脳のすべての潜在能力を活用できるようにするためには、「超越の体験」が欠かせないことが、最新の科学技術によって確認されています。

「超越の体験」とは、言い換えれば「瞑想」の状態です。

瞑想をしているときは、意識に枠がありません。通常、私たちが何かを見るときは、視覚皮質のニューロンにさまざまなつながりが形成され、一連のネットワークが強化されます。これは部分的な体験で、脳の特定の部分を活性化するのみです。

それに対して、超越は全体的な、枠のない状態です。超越を体験してはじめて、脳は全体的に機能し始めます。

感覚誘発電位と呼ばれる計測方法を用いて、瞑想中の脳機能を測定してみると、脳のより広い範囲が影響を受けていることが確認できます。それによって、脳の潜在的予備能力が目覚めると考えられます。

また、コンピュータで脳波の同調率を測定すると、通常は30～40%程度のところ、瞑想中は90%にまで高まることが確認されています。これは、異なる部位の脳波がたくさん同調しているということで、すなわち脳の異なる部位が互いに結びついて、全体的に機能していることを意味します。

そして、高度な脳波の同調を何度も繰り返し経験すると、脳はその状態に慣れていき、その結果、瞑想を行っていないときにも脳波の同調が増えていくことが、わかっています。

脳波の同調は、練習して得られるものではないのですが、瞑想を始めてすぐの人でも、体験できることがあります。

私はそれを、VRを使って体験することを考えているのです。

VRで「自己超越体験」

もう一つ、「自己超越体験」というのがあります。これは恍惚やエクスタシーのような根源的な意識状態での、自己を超越するような体験です。

インドネシアにおけるケチャ・ダンスでの踊り手が我を忘れて踊りに没頭する状態、ハイチ島のブードゥー、ヨガでの苦行の結果到達する恍惚の状態。これらの意識状態に共通しているのは、人間が誕生以来獲得してきた自我機能が一時的に低下したり、放棄された状態だといえます。

こうした意識状態は、通常はなかなかつくれるものではありませんから、やはりVRが有用だと思います。

ただし、自己超越の体験を起こさせるには、前提条件があります。

・一定の内面的な充実

・切実な求道心《ぐどう》。やろうとする気力があること

・我欲《がよく》の追求やこだわりから解放されること

とくに「やる気」は大事です。いくらVRを体験しても、信じていない人では意味がありません。

ちなみに、VRは人間の感覚の90%以上を支配でき、VRによって、脳の前頭前野、海馬、嗅内皮質、頭頂葉が活性化することがわかっています。

実は、ゲームは脳にいい

近年の研究によると、スマホのゲームやテレビゲームにも、脳の働きを高める効果があることがわかってきました。注意力や迅速な情報処理、柔軟性など、さまざまな認知機能の向上が、心理テストで実証されています。展開の速いアクションゲームがとくにいいそうです。

アクションゲームをよくする人は、しない人に比べて、注意を統制する脳領域の活性がより大きく変化することも、明らかになっています。

アクションゲームが攻撃性を助長したり、ゲーム依存を招くことがあると懸念する向きもありますが、認知機能に悪影響を与えることを科学的に裏づけた研究結果はありません。

むしろ、アクションゲームに限らず、テレビゲームには良い学習効果があり、問題解決能力を促進することができることを提唱している研究者もいます。また、高齢者でも、テレビゲームをすれば、若者のレベルの脳にまで逆戻りできるという論文もあります。

ただし、認知機能を向上させようという明確な意志をもってゲームをしないと、思うように効果が出ないこともあるようです。

section 6

今すぐ始めたい脳トレ⑤「咀嚼《そしゃく》」「同時並行作業」

よく噛んで食べると脳は活発に

脳を活性化する方法の一つとして、「噛む」ことがあげられます。「そんなこと、毎日やっている」とおっしゃるかもしれませんが、「ちゃんと噛んでいる」人は意外に少ないものです。

子どもの頃は、「ゆっくり、よく噛んで食べなさい」と言われていたと思いますが、仕事が忙しかったりすると、ついつい早食い・せかせか食いになってしまうものです。

食事のときに「よく噛む」のも大事ですが、私はそれ以外のときに「ガムを噛む」ことをお勧めしています。カロリーや虫歯が気になる方には、シュガーレスのガムもあります。

なぜ「噛む」ことが、そんなに大事なのでしょうか？

それは、咀嚼をすると脳内の血流が増え、神経活動が活発になり、その結果、脳の運動野、感覚野、前頭野、小脳などの働きが活発になるからです。これは、口を動かすことで脳が刺激されるためです。

よく噛んで前頭前野と海馬を刺激

それでは、よく噛んで脳に刺激を与えることで、脳内では、具体的にどのような変化が起きているのでしょうか。

まずは、人間だけがもつ、最も知的な領域である前頭前野の活性です。前頭前野を刺激する方法には音読や計算などがありますが、一番簡単な方法は何かというと、噛むことなのです。

さらに、海馬も刺激されます。

よく噛む＝脳を鍛える

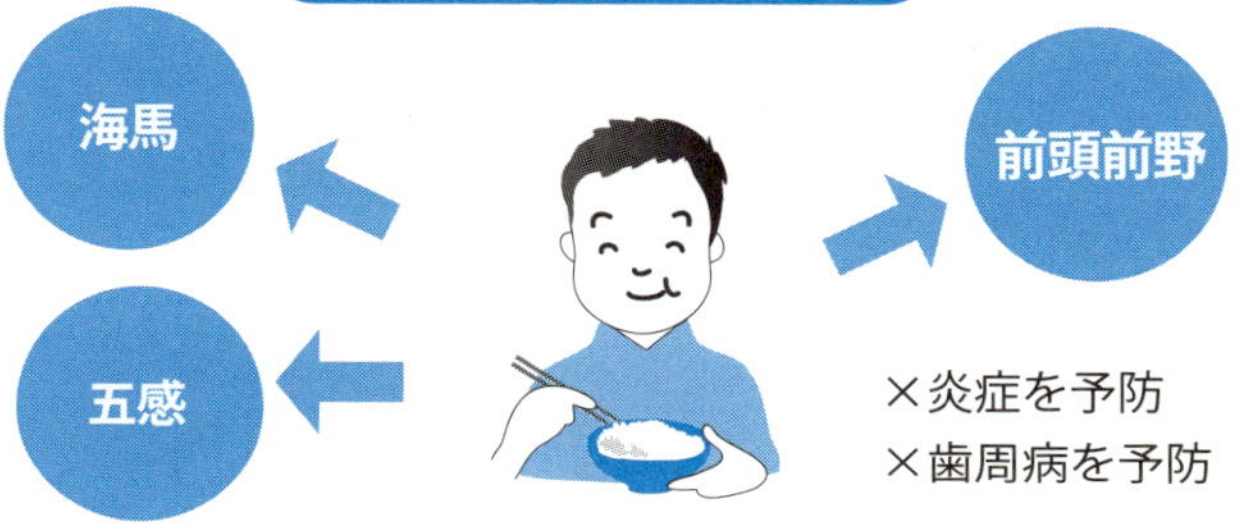
海馬
五感
前頭前野
×炎症を予防
×歯周病を予防

簡単にできるデュアルタスク（同時並行作業）の例

・料理をしながら、北から（南から）順番に都道府県名をあげていく

・歩きながら、１００からある数字を引いた答えを口にする（1、5、10など簡単な数字は避ける）

・必ず右手（左手）が勝つように、右手と左手でじゃんけんを行う

・テーマを決めて１人しりとり

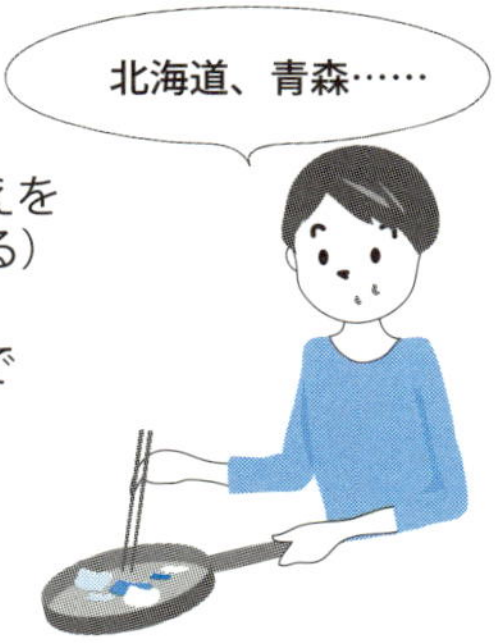
北海道、青森……

脳に入ってきたすべての情報は海馬に送られ、短期記憶として一時的に保存された後、大脳で長期記憶として保存されます。この海馬の短期記憶は、ただ情報を蓄えるだけでなく、「情報の関連性」を記録しています。

ここに1枚の絵があって、その絵の中にはA、B、Cの3つの図柄が含まれていたとします。このとき、A、B、Cは同一の絵の中に存在することで、互いに関連しています。海馬はその関連性を銘記するのです。

食べ物を口に入れ、噛むと、味、温度、食感、香り、混入している危険なものなど、さまざまな情報が脳に伝わることになりますから、食事は、複雑な関係性をもつ五感の情報を一挙に取り込むことができる唯一の方法ともいえるのです。こうした豊かな刺激によって海馬は活性化し、記憶力が向上すると考えられるのです。

ちなみに、歯を削って、わざと噛みにくくしたマウスの海馬のニューロン数を調べたところ、1週間で30％の減少が確認されています。この実験により、よく噛まないと、海馬の働きが衰えてしまうことがわかりました。

歯周病と認知症の関係

ところで最近、「歯周病」と「認知症」の関係が取り沙汰されています。

歯周病の症状である「炎症」は、体の中にある、害のあるものへの防御反応です。ところが、この炎症が、さまざまな疾患の原因になることがわかってきました。

老化の一つの症状としての認知症も、脳の炎症が原因とされています。しかも、老化や認知症と関係が深いのは、「慢性の長く続く小さな炎症」です。

その小さな炎症の中でも影響の大きいものが、歯周病なのです。

よく噛めば、歯周病の予防にも役立ちます。なぜなら、咀嚼は唾液を倍増させますが、唾液には免疫物質が含まれており、細菌を減少させてくれるからです。

意外に難しい「デュアルタスク」

もうひとつ、脳を鍛える良い方法として、「デュアルタスク」があります。

デュアルタスクとは、2つのことを同時に行う「ながら動作」のことです。54ページでも軽く触れていますが、近年、脳の衰えが気になる中高年向けの認知症予防策として注目されています。

国立長寿医療研究センターでは、MCI（軽度認知障害）の人を対象に、「運動と知的作業」のデュアルタスクを半年間行い、その結果、脳の萎縮が防止され、記憶力も改善したことが判明しています。

デュアルタスクには、さまざまなやり方やレベルがありますが、とくに脳に有効とされているのは、「体を動かしながら頭も使う」という方法です。

デュアルタスクがなぜ脳に良いのかというと、ひとつには、2つのことを同時に行うと、脳の血流が増えることにあります。

脳の血流が増えるということは、新鮮な酸素や栄養分が、よりたくさん脳に届けられるわけですから、脳が活性化するのがわかります。脳の血流が少なくなるのと並行して脳機能も低下します。

デュアルタスクで活性化される脳領域は、主に前頭葉です。この領域が損傷を受け、血流不足で働きが悪くなると、状況判断の低下が現れます。

デュアルタスクを行ううえで大事なことは、やはり「できないことに挑む気持ち」です。

大人は、どうしても課題のクリアが最大の目的となってしまい、できないと投げ出してしまう傾向にあります。

デュアルタスクでは、2つのことを同時に行って脳が混乱する、その過程こそが重要なのです。その混乱が脳への刺激となり、脳を活性化するのです。

ですから、できないことにも好奇心を向け、楽しんで取り組むことが大切です。

簡単にできるデュアルタスクを、いくつかご紹介します。事故を起こさないように注意を払うことも、タスクのうちです。

・料理をしながら、北から(南から)順番に都道府県名をあげていく

・歩きながら、100からある数字を引いた答えを口にする(1、5、10など簡単な数字は避ける)

・必ず右手(左手)が勝つように、右手と左手でじゃんけんを行う

・テーマを決めて1人しりとり

section 7

睡眠の質を上げると脳トレの質も上がる

睡眠の「質」を上げよう

日本人の1日の平均睡眠は、平日7時間15分、土曜日7時間42分、日曜日8時間3分だそうです（2015年NHK放送文化研究所調べ）。働き盛りの世代は、これよりもっと短いのではないでしょうか。

ここで改めて、「良質な睡眠」について考えてみたいと思います。

睡眠は、脳の記憶の強化に欠かせません。起きているときは、脳には次々といろいろな情報が入力されており、それにつれてシナプスもどんどん増えてきます。このシナプスを整理して、ニューロンのネットワークを効率化する作業を、脳は寝ている間に行っています（シナプス恒常性）。

そこで問題になってくるのが、睡眠の「質」です。睡眠の質が下がると、脳の記憶強化力が低下し、集中力や注意力も落ち、仕事の効率が悪くなります。

アルツハイマー病患者の約半数は、入眠困難、中途覚醒の増加、熟睡感の欠如、日中の眠気などの症状を呈しますが、近年、これらの睡眠の異常が、アルツハイマー病の発症と進展の一因であると考えられるようになりました。

睡眠を軽視することは、脳にとっても、体にとっても、きわめて危険なことなのです。

昼寝の効能

夜の睡眠だけでなく、昼寝（仮眠）が脳にいいということが、近年いわれるようになってきました。

メラトニンの一日

◎メラトニン…睡眠と覚醒のリズムをコントロールしているホルモン

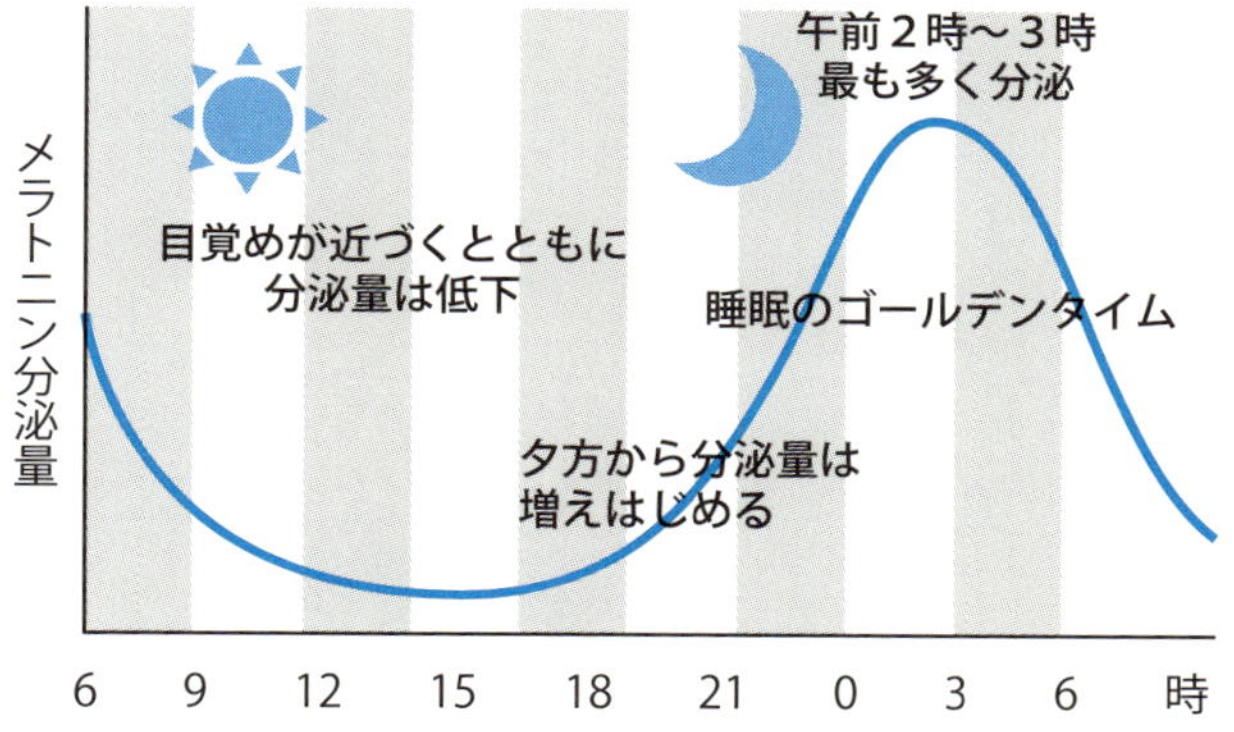

良質な睡眠のために

光
○カーテンの活用
○夜は暗く、昼は明るく

音
○40ホーン以下
○耳栓や防音設備
○マスキング効果の活用

温度・湿度
○夏26度以下、冬16-19度
○湿度は常に50％前後
○冷暖房に注意
○カーテン、すだれの活用

ＮＡＳＡ（米航空宇宙局）が、宇宙飛行士の睡眠について行った実験では、昼に26分昼寝をした結果、認知能力が34％アップし、注意力も54％上がったといいます。

発明王のトーマス・エジソンは、夜の睡眠は1日4時間程度だったものの、昼寝を1、2回はしていたそうです。

また、グーグルやアップル、マイクロソフトといった世界的な企業は、仮眠スペースや仮眠マシンを導入して、昼寝を推奨しているそうです。日本でもＩＴ業界などで、こうした流れができつつあります。

こうした動きは、昼寝が認知の

能力や注意力だけでなく、創造力をも高めることに注目しているからだと考えられます。

また、昼寝には、脳をクールダウンさせる効果もあります。朝から働きづめの脳は、昼過ぎになると、オーバーヒート状態になることもあります。すると、些細なことでイライラしたり、ケアレスミスが増えたりします。こういうときは昼寝をして、脳をクールダウンさせるに限るのです。

ちなみに、国立精神神経センター武蔵病院の研究では、「昼寝をすれば、アルツハイマーにかかるリスクが5分の1まで減少する」ということが明らかになっています。

ただし、あまり長い昼寝は、逆にアルツハイマーの発症リスクが高まるともいわれていますから要注意です。

20分程度の昼寝が最も効果的とされています。

睡眠の質を上げる小ワザ

良質な睡眠をとるためには、環境も大事です。とくに「光」「音」「室温」のコントロールは、睡眠の良し悪しを決定づける要素です。

まず「光」ですが、夜は暗く、朝は明るく、部屋の明るさにメリハリをつけることが大事です。体内時計のお話と重なりますが、睡眠と覚醒のリズムをコントロールしているメラトニンの量は、日の入りの時間帯から、少しずつ増え始め、夜中の2~3時頃にピークに達し、朝になると減ってきます。

就寝の時刻になっても照明をつけていると、その光の情報が脳に伝わって、メラトニンの分泌量が減ってしまうことになります。そうなってくると、なかなか寝付けないという状態におちいってしまうわけです。

対策としては、カーテンなどを上手に使って、寝るときには寝室を暗くして、朝には外から太陽光が入ってくるような状態にしておくことです。

次に「音」です。心地よく眠るためには、周囲の音が40ホーン以下であることが必要だとされています。これは、図書館の中にいるときの静かな環境と同程度です。車の音や近隣からの音、同居人のいびきなどは、耳栓をしたり、部屋に防音設備を施したりして防ぐ工夫をしましょう。

ある音が別の音によって気になりにくくなる「マスキング効果」を用いるのも効果的です。鳥の声や川のせせらぎなど、単調で自然な音を流すことで、快眠を得られることが知られています。

さて、気候に左右されず、快適な睡眠時間を過ごすためには、「室温」を適度に保つことが必要です。

寝室の理想的な室温は、夏は26度以下、冬は16～19度。湿度は季節を問わず50％前後に保つのがよいとされています。

夏はエアコンをつけっぱなしにしている方もいらっしゃると思いますが、冷えすぎで体調を崩さないように、注意が必要です。直接風が当たらないようにして、パジャマなどで快適な睡眠環境の調節をしましょう。

また、日中も、なるべく部屋に熱がこもらないように、遮光カーテンやすだれを活用するなど、工夫しましょう。

冬も、暖房器具に頼るだけでなく、厚めのカーテンを架けるなどするといいでしょう。

寝具が冷たいと、眠りにくくなりますね。寝る前に、電気毛布や湯たんぽなどで寝具を温めておくことはお勧めできますが、一晩中温め続けるのはよくありません。体温調整が狂ったり、肌が乾燥したりするからです。

こうした工夫をしたうえで、どうしても眠れないときは、睡眠導入剤などが必要でしょう。不安感の強い人は、医師に相談して、軽い抗不安薬と睡眠導入剤を併用するといいでしょう。不安を抱えながら眠っても、良質の睡眠にはなりませんから。

section 8

脳トレで心がけたい「ゆらぎ」「ワクドキ感」

答えは「ゆらぎ」の中にある

脳は「ゆらぎ」によって、活性化します。

「ゆらぎ」とは、「脳回路の微細な反応」＝「脳の自発活動（ノイズ）に見られるリズム」のことで、かつては脳の理解に不要なものと思われていましたが、最近では、私たちが新しいことを思いついたりするのは、この「ゆらぎ」が大きく関わっているとされています。

脳の回路は、コンピュータのような、「入力が決まれば、出力が決まる」という構造をしていません。同じ入力情報でも、ゆらぎによって、出力されるものが変わります。

トリックアートで、同じ絵が女性の顔に見えたり、犬の顔に見えたりというのも、その直前の脳のゆらぎの状態によって決まることがわかっています。物が見えるというのは、視覚から入った光の情報が脳に伝えられるからですが、その光をどう解釈するかは、そのときの脳の状態によるというわけです。

難しい計算問題を解くなど、いわゆる勉強には集中力が必要です。その一方で、良いアイデアは、集中している状態ではなく、意識が比較的分散しているときのほうが出やすいといいます。

一生懸命考えようとしている時よりも、お酒を飲んでちょっと気持ちよくなっているときや、お風呂に入っているとき、散歩しているときのほうが良いアイデアが出るということは、意外とよくありますよね。

そういうときは、脳がゆらぎの

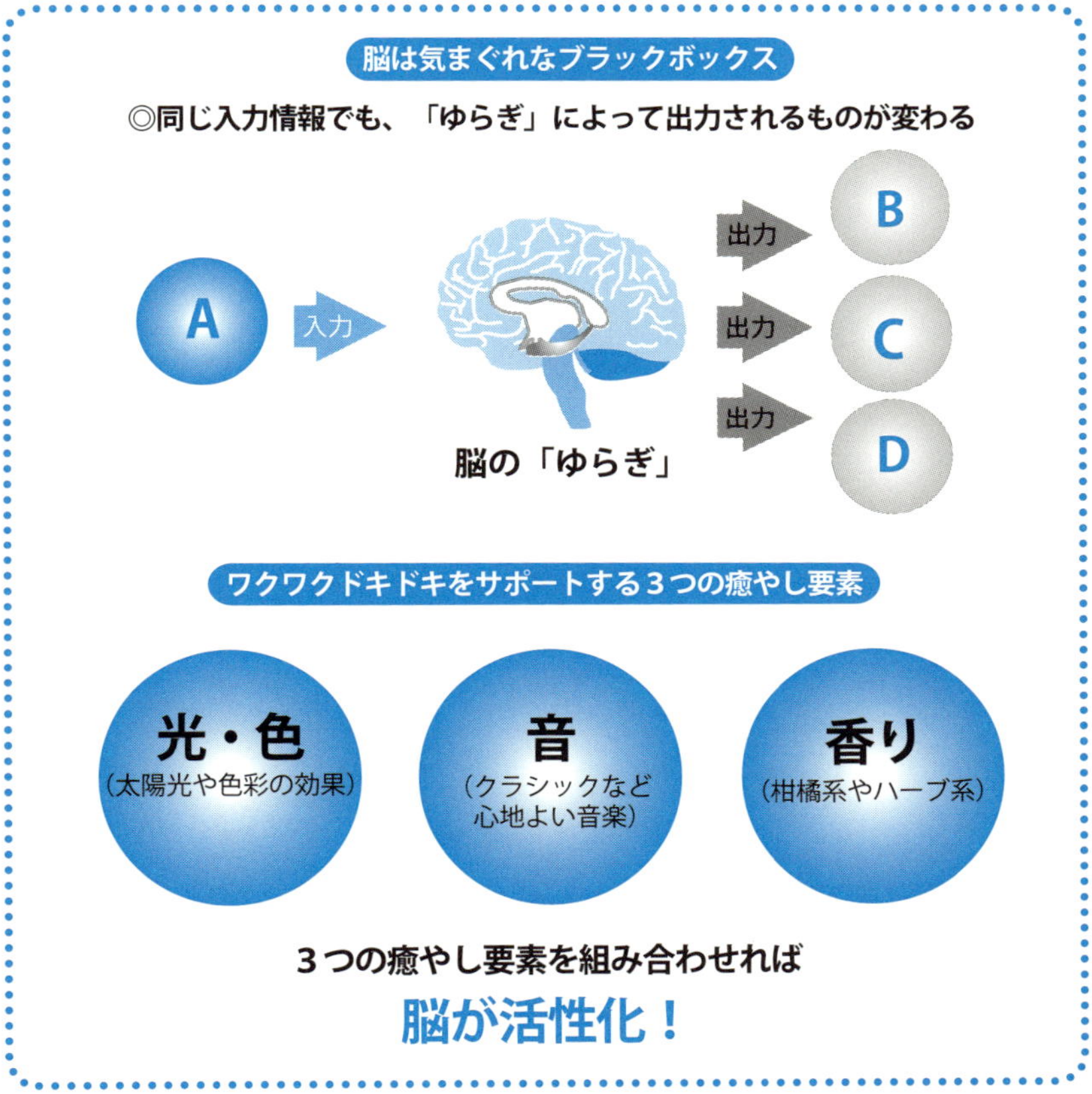

中にある状態、つまり、脳が新しいことを思いつくような方向に、自然とゆらいでいる状態だということです。脳力アップには、集中力や注意力を鍛えると同時に、それを分散し、意識を広げる、ゆらぎの状態も大事なのです。

光、音、香りの効果

その他にも、私たちの脳を活性化する要素として光や音や香りがあります。

光

私たちは、ずっと室内にこもって仕事をしたり、勉強したりしていると、集中力が途切れてしまいます。そんなときは、外に出て太陽の光を浴びると、再び物事に集中することができるものです。これは、光が、脳の前頭前野と視床を活性化させるからです。

次のような実験結果があります。通常の視力をもつ被験者が日中の明るい太陽光を浴び、探し物テストや計算、論理的推理、反応時間といった能力の測定を行ったところ、太陽光を浴びる前よりパフォーマンスが向上したそうです。さらに紫、青、緑、それぞれの光を浴びてから記憶力テストをしたところ、青い光で最も効果が現れたといいます。

このように、人は見る色によってもなんらかの影響を受けます。色とは光であり、光がなければ、色は存在しないからです。

赤やオレンジ系はやる気や行動力を、黄色は好奇心や向上心を喚起し、夢や希望をイメージしやすくします。緑は調和、バランス、協調性を、青は感情のコントロール力、理解力を高めます。

音

音楽を聴くと、脳内ではドーパミンが分泌され、その効果によって快さを感じたり、やる気が出たりします。アップテンポの音楽を聴いた後は、脳の処理速度が速くなることがわかっています。また、モーツァルトなどのクラシック音楽を聴くと、アルファ波が出て、リラックスしながら脳が活性化するといわれています。クラシック音楽に限らず、ジャンルを問わず、自分が心地よいと感じる音楽で、アルファ波は出やすくなります。

香り

香りは、前頭葉を活性化することが知られています。やる気がわいてくるのは、前頭葉でドーパミンが分泌されるからです。

清水建設が、13人を対象にした香りの実験をしたことがあります。部屋にレモン系、ジャスミン系、ラベンダー系の香りを、香りのない場合も混ぜながら順不同で漂わせ、香りによってタイピングミスの確率がどの程度違うかを、1日8時間調べました。

結果は、すべての香りで、ミス率が低下しました。なかでもレモン系は、「香りなし」のミス率に比べて46％まで下がりました。

柑橘系の香りには鎮静作用があるので、作業に集中でき、ミスが減少したと考えられます。

これら光、音、香りの組み合わせによって、さらなる脳の活性化が期待できます。

例えば、ステージ1では、この3つの刺激を「強い→弱い→強い→弱い」と繰り返します。すると脳はこのパターンを覚えて、安心します。ところが、ステージ2では、その都度状況を変化させます。香りは強いが、音は弱くなって、光は全然種類の違うものになるといった具合です。

この不規則性は脳を混乱させますが、脳は次第にこの状況を面白がるようになるのです。

こうした、混沌とした中から「ワクワク感」を取り出すことのできる脳こそが、成功する脳です。

「ドキドキワクワク」を大切に

感情や驚きの積み重ねが、脳を活性化させるポイントです。「ワクワク感」や「ドキドキ感」はとても大切なものなのです。泣いたり、笑ったりという感情表現も同様です。

玉手箱を開けるイメージとでもいうのでしょうか。

「もしかしたら、宝石が出てくるかも。でも、お化けかもしれない」

そのドキドキワクワクが、新しい挑戦への原動力になります。

脳を効率的に働かせるには、脳を休ませてあげることも大切です。それには、別の作業をしたり、体を動かしたりすることで、脳の違う回路を刺激するのが良いでしょう。脳の違う回路が働けば、新鮮な意欲がわいてきます。

第5章

最先端医学の挑戦！「成功脳」への最短ルート

section 1

最新医学の介入で「成功脳」は実現できる

思い込みが脳の機能を制限する

本章では、「医学的介入」という観点から、成功する脳のつくり方を考えていきたいと思います。

近年、「ニューロリハビリテーション（神経リハビリ）」という新しいジャンルが切り開かれつつあります。

ニューロリハビリテーションとは、簡単にいうと「神経科学と連携したリハビリテーション」のことで、脳の可逆性に注目したリハビリということができます。

脳の可逆性は、脳の働きがどんどん成長し、変化することを意味します。

脳のニューロンのネットワークは20歳頃までに完成します。ところがそれ以降も、経験や知識を蓄積することで新たなネットワークを構築したり、ネットワークを太くしたり、拡大したりして、脳の機能自体をカスタマイズできるのです。

米国の大学の実験で、「年配者（60～74歳）」と「若年者（18～20歳）」の2グループに対して、記憶力のテストを行いました。

その際、「ただのテストだ」ということでテストした場合は、年配者と若年者のテストの点数に大きな差はありませんでした。

ところが、「記憶力のテストだ」ということで同じテストをすると、年配者の点数は約40％まで大幅に低下したそうです。

これは「年をとると記憶力は落ちるものだ」という、従来の脳科学にもとづく「思い込み」が、脳の機能に制限を加えているためではと考えられます。

何歳になっても脳は成長をやめない

◎「できない」「無理だ」という思い込みをなくし、
正しい方法で鍛えれば、脳は成長を続ける！

↓

ニューロリハビリテーション（神経リハビリ）

経験・知識の積み重ね → ネットワークの構築、強化、拡大

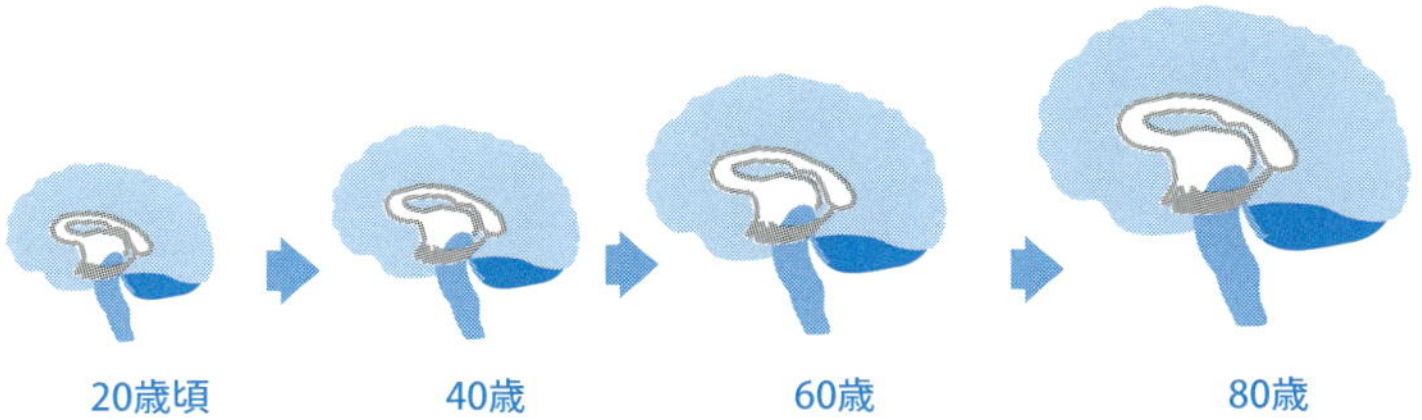

…ニューロンのネットワークが完成

（イメージ図）

こういった思い込みを排除し、神経科学の成果をもとに行うのが、ニューロリハビリなのです。

このニューロリハビリを応用することで、脳力アップが図れるのではと私は考えます。

ミクログリアの活動

脳の可逆性は、「ミクログリア」という細胞が関係しています。脳にはニューロンのほかに「グリア細胞」と呼ばれる数種類の細胞があり、ミクログリアはその一種です。

ミクログリアは、ニューロンのシナプスの働きを変える作用があるといわれています。ニューロン

やシナプスの数、シナプスの活動をコントロールし、神経可逆性をコントロールしているのです。

これらミクログリアの活動は、新生児の脳の発達過程では、神経回路の構成に関与しています。成人の脳においても、運動学習などによる神経可逆性に関与しています。

この章のポイント

成功脳をつくるための医科学的介入としては、次のようなことを考えています。

(1) 海馬の強化

海馬は、とくに記憶の形成に必要な部位です。この海馬には、加齢とともにプラークが溜まり、認知機能などの低下の原因になります。そこで、まずはこの「プラークの除去」を行います。

また、成功脳をつくるポイントの一つは、成功体験の積み重ねです。失敗したり、嫌な思いばかりを体験した脳は、決して成功脳にはなれません。

ですから、ＶＲ（バーチャル・リアリティ）体験によって、悪い記憶と良い記憶を入れ替えます。負の体験を忘れて、正の体験＝成功体験をＶＲの世界でたくさん体験していただきます。

この(1)は、以下の医科学的介入の基本事項です。

(2) 脳内伝達物質の産生促進

やる気、学習能力、運動機能、記憶力など、さまざまなことに関わる報酬系のドーパミン。記憶力や学習力、集中力に関与するアセチルコリン。気持ちを落ち着ける、痛みを抑えるなどの作用をもった、幸せ感を呼ぶエンドルフィン。ほかにも、オキシトシンやセロトニンなど、その人にとって不足がちな脳内伝達物質を調べ、その産生を促進します。

(3) 脳内ネットワークの構築

視覚、聴覚、味覚、嗅覚、触

覚。これら五感を使ったランダムトレーニングを行います。

これによって、脳全体が刺激され、さらに全脳の連携をはかることができます。

また、「次に何がでてくるかわからない」という好奇心やドキドキ・ワクワク感によっても、脳が活性化されます。

(4) 心のブレーキの解除

物事がうまくいきそうになったときやミスをしてしまったときなどに、人は心の中で歯止めをかけてしまう傾向にあります。

この「心のブレーキ」は、良い悪いには関係なく、「自分がコントロールできなくなる」と感じたときにかかるようです。

また、「期待して裏切られるくらいなら、期待しないほうがいい」と思うときも、心のブレーキはかかりやすいものです。

心のブレーキが働くシチュエーションはたくさんありますが、すべてに共通するのは、「恐れ」「不安」です。恐れや不安を取り除くことで、心のブレーキは解除されます。

そのためには、抗不安薬を使うことも一つの方法です。不安を取り除くと、情動脳の緊張がとれるなど、さまざまなことが解消されます。

(5) 集中力の強化

受験勉強にしろ、仕事にしろ、集中力はとても大事です。集中力を高める方法は、生活習慣の改善や適度な運動、食習慣の改善、あるいは瞑想などさまざまですが、漢方薬を含めた薬の使用も有用です。ただし、これは医師の指導のもとに行ってください。

これら5つのポイントについて、次のページから順にお話ししていきましょう。

section 2

療法の確立が急がれるアルツハイマー病

アルツハイマー病の原因

海馬の強化のためには、まず「プラークの除去」が必要です。

プラークとは、主に「アミロイドβ」と「タウ」と呼ばれるタンパク質のことで、アルツハイマー病の原因と考えられています。

ご承知の通り、アルツハイマー病は海馬を中心とする脳の進行性の疾患で、記憶や思考能力が、日常生活の最も単純な作業を行う能力さえも失われる病気です。そして、認知症の最も一般的な原因でもあります。

アルツハイマー病の原因は、まだわかっていません。解明のために、これまで多くの研究者が心血を注いできました。そして、たどり着いたのが「アミロイド仮説」であり、現在、アルツハイマー病研究での主流となっている考え方です。

アルツハイマー病患者の脳の病理所見の結果、患者の脳の中では、「老人斑」と「神経原線維変化」という、2つの特徴的な構造変化が起こっていることが明らかになっています。

老人斑というのは、神経細胞毒性の強いタンパク質であるアミロイドβがニューロン外に沈着してできた、いわば「脳のシミ」。健康な人の場合は老廃物として脳から排出されるのですが、アルツハイマー病の患者さんの場合は、スムーズに排出されません。

神経原線維変化は、タウが凝り固まることで起こる変化です。アミロイドβが蓄積して、ある程度の年月が経つと、今度はニューロン内に糸くずのようなものが蓄積

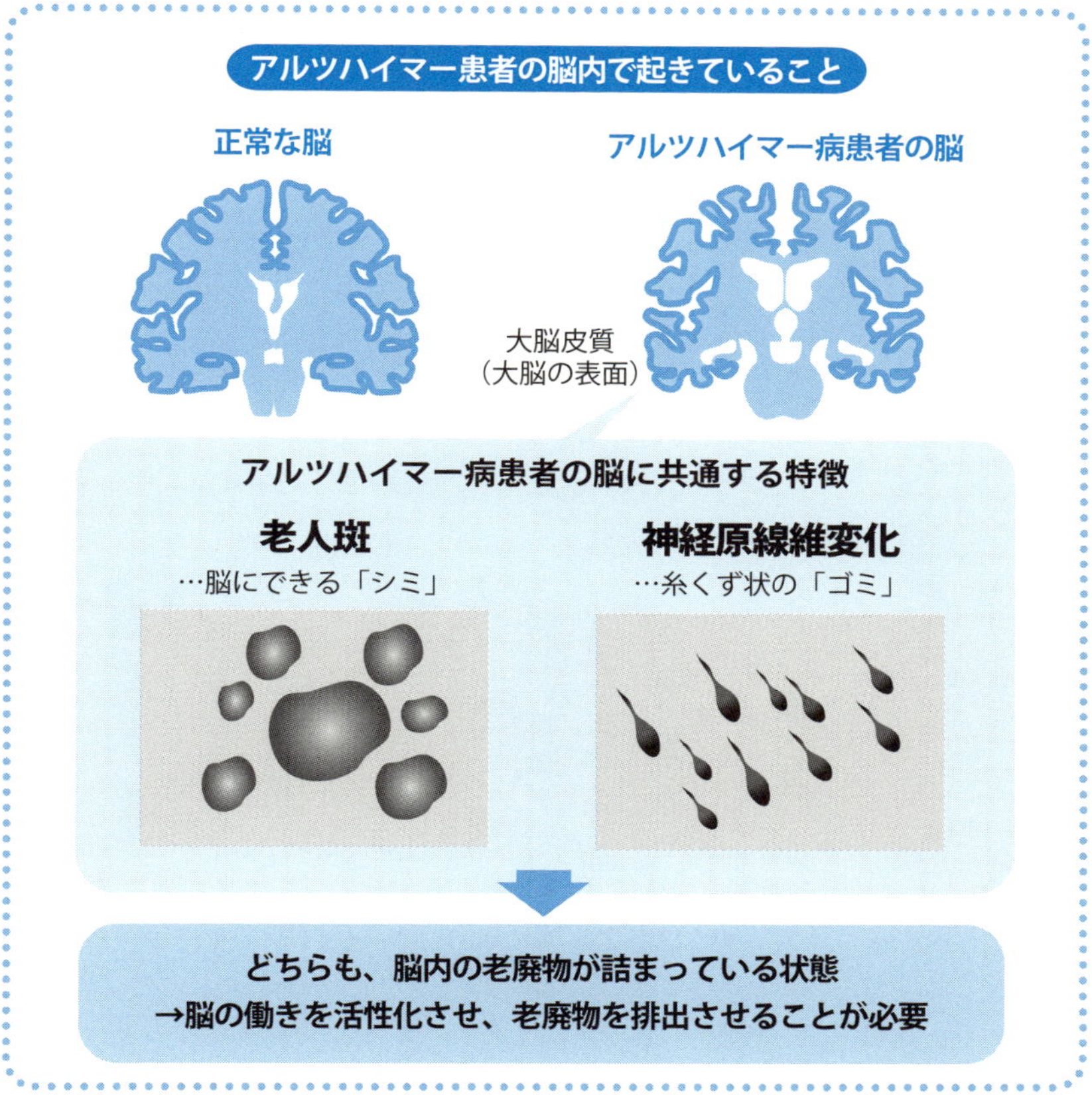
アルツハイマー患者の脳内で起きていること
正常な脳
アルツハイマー病患者の脳
大脳皮質
（大脳の表面）
アルツハイマー病患者の脳に共通する特徴
老人斑
…脳にできる「シミ」
神経原線維変化
…糸くず状の「ゴミ」
どちらも、脳内の老廃物が詰まっている状態
→脳の働きを活性化させ、老廃物を排出させることが必要

します。

老人斑と神経原線維変化は、アルツハイマー病の主な特徴です。これらが脳の至るところで起きてくると、もともと健康だったニューロンが効率よく機能しなくなっていき、時間の経過とともに、相互に機能して連絡し合う能力を失って、最終的には死滅します。

新薬開発の試行錯誤

以上のようなアミロイド仮説に基づいて、これまで、アミロイドβの産生を抑えたり、脳からの除去を促進したりする薬が、精力的に開発されてきました。

しかし、人間での臨床試験では

薬の有効性が認められず、そのほとんどが開発中止となっています。

その理由として考えられることは、アルツハイマー病を発症してからでは、いくらアミロイドβを除去したとしても、すでに多くのニューロンが死滅してしまっているので、もはや手遅れだということです。

そこで最近では、老人斑が検出された時点でアミロイドβを狙った投薬を開始するという「予防研究」が世界で始まっています。

老人斑はアルツハイマー病発症の20年以上も前から形成され始めるといいますから、画像診断などで検出は可能です。

免疫療法の可能性

神経原線維変化を起こす過程では、タウが過剰にリン酸化されます。大阪市立大学を中心とする研究グループは、そのリン酸化されたタウに結合して、これを除去する新しい抗体を開発しました。

同グループは、タウ分子内のどのリン酸化が病気の進行とより強く相関しているかを、モデルマウスの脳で調べました。

その結果、セリンというアミノ酸のリン酸化が重要であることを突き止めました。そして、それに選択的に結合する抗体をつくったのです。

その抗体をモデルマウスに1週間に1回、1か月間腹腔内投与すると、5回、1回1ミリグラムを計脳の過剰リン酸化されたタウが減少し、ニューロンのシナプスが回復して、マウスの記憶障害も改善、さらに、神経原線維変化やニューロン死も抑制されたといいます。

しかも、この抗体は、正常なタウには反応せず、アルツハイマー病の脳に蓄積するタウにだけ反応することも明らかになったそうです。

このことは、リン酸化されたセリンが、タウの免疫療法において有望なターゲットになることを示しています。

ちなみに、免疫療法には、抗原をワクチンとして接種して、体内で抗体をつくらせる「能動免疫」と、体外でつくった抗体を投与する「受動免疫」があり、アミロイドβワクチンの臨床試験やその副作用が問題となりました。

それに対し、抗体は副作用が比較的少ないと考えられており、今後の実用化が期待されています。

特効薬はないけれど

しかし、現時点ではまだ、アルツハイマー病を治せる保険適応薬はありません。

日本では現在、アルツハイマー病（アルツハイマー型認知症）患者に対する治療薬として4種類が承認されていますが、いずれも症状の進行を「遅らせる」効果しかありません。

私は、現在臨床開発が進んでいる、特にタウをターゲットとした免疫治療に注目しています。この免疫治療によって海馬が浄化できれば、認知能力を改善する可能性があると考えられるからです。

そのために、今すぐ実行できることがたくさんあります。

それは、これまで見てきたように、脳をたくさん使って鍛えること、適度な運動をして、脳の働きを活発にすること、良質な睡眠をとって記憶の定着や整理を強化し、脳の老廃物をスムーズに排出させることなどです。

まずは脳力アップ。認知症を寄せつけない脳をつくることが先決なのです。

section 3

エングラム細胞の活性化でシナプス強化

「シナプスを強化する」とは？

脳力アップには、シナプスを強化することも重要です。シナプスとニューロン網の可逆性は、脳の学習と記憶の基本原理だと考えられています。

ここで復習も兼ねて、シナプスについてご説明します。

脳の中では、1000億ものニューロンが、シナプスという特殊構造によって互いに接触し、コミュニケーションしています。

ニューロンは情報であり、情報を伝えるもの。シナプスは、ニューロンとニューロンのつなぎ目というイメージでしょうか。

シナプスは前部と後部に分けられ、その間には「シナプス間隙《かんげき》」という微小なすきまがあります。

ニューロンの情報（ニューロンの興奮による電気信号）がシナプスまで伝わると、シナプス前部からシナプス間隙へ、神経伝達物質が放出されます。この神経伝達物質は、シナプス後部の受容体に結合し、今度はシナプス後部での興奮を引き起こします。

言い換えると、電気信号で送られてきた情報の量に応じて、神経伝達物質がシナプスのすきまに送り出され、次のニューロンへ渡されることで、情報が伝わっていきます。

シナプスを介したニューロンの信号伝達では、伝達効率（信号の流れやすさ）が変化します。それを規則化した仮説に「ヘブの法則」というものがあります。

ヘブの法則とは、簡単にいうと、「よく使われるシナプスの伝達効率は上がり、あまり使われて

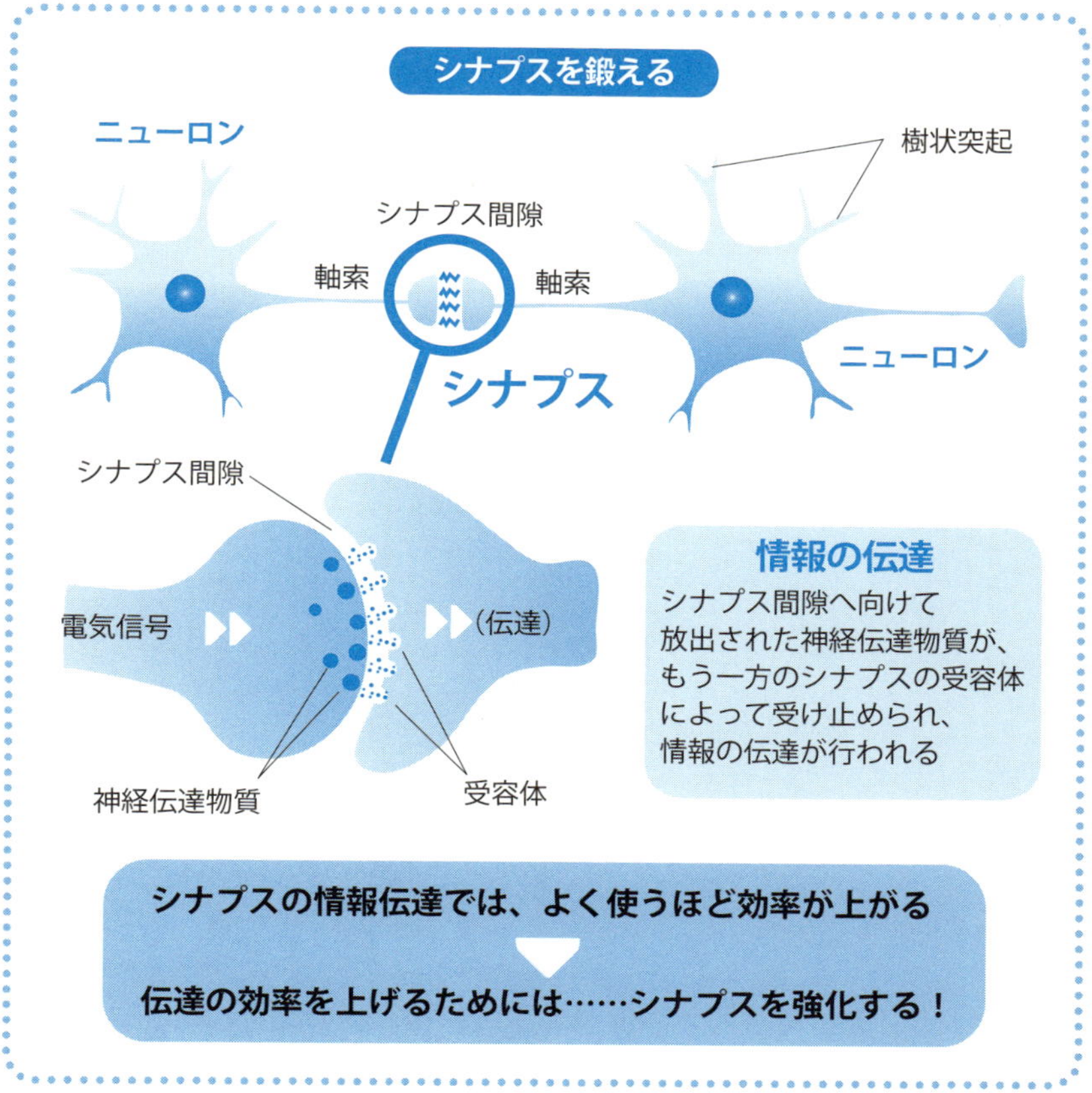

いないシナプスの伝達効率は下がる」というものです。

そして、その伝達効率を決定しているのは、神経伝達物質の放出量や、神経伝達物質を受け取る受容体の数、シナプス自体の大きさなど、さまざまな要因です。

「シナプスを強化する」とは、実は、この伝達効率を上げることなのです。

思い出す力は「エングラム細胞」

近年、この分野で研究が進んでいるのが「エングラム細胞」です。

エングラムとは「記憶の痕跡」という意味です。「脳内に残った物理的な痕跡」のことで、学習時に活動した特定のニューロン集団がそれにあたります。

学習時に同期活動をしたニューロンどうしは、強いシナプス結合で結ばれています。そのため、なんらかのきっかけで、その一部のニューロンが活動すると、このニューロン集団全体が活動し、記憶が想起されます。エングラムとは、いわば、記憶の物理的な実体のことであり、記憶装置のようなものです。

この記憶痕跡に関係しているのが「エングラム細胞」です。記憶を思い出すためには、外界から、感覚器を通じてその記憶に関係するエングラム細胞を刺激する必要があります。

刺激によってエングラム細胞に働きかけ、記憶を蘇らせるわけです。

「スパイン」を増やそう

当然のことながら、こうした刺激の伝達は、すべてシナプスを通じて行われます。

ここで注目すべきは、「スパイン(樹状突起スパイン)」という、シナプスの特殊構造です。

スパインとは、ニューロンの樹状突起から突き出ている小区画で、脳のほとんどの興奮性シナプスの入力を受信しています。

ということは、エングラム細胞を刺激するスパインの数が多ければ多いほど、記憶は想起しやすくなると考えられます。

スパインには可動性があり、経験や脳の刺激に応じて、数や形状が変化します。

動物実験では、刺激の豊かな環境で育てられたラットは、刺激の少ない環境で生きているラットよりも、多数のスパインをもっていることがわかっています。

また、シナプスの刺激によっても、新しいスパインがつくられることがあります。

ですから、自分の好きなことだけでなく、嫌いなこと、苦手なことも含めて、刺激を求めてさまざまな学習をすることによって、シナプスは強化することができるのです。

免疫の力を借りてシナプス強化

免疫によっても、シナプス強化、脳力アップを図ることが可能だということが、明らかになってきました。

アミロイドβやタウなどのプラークが溜まっている脳（中枢神経）に健常なリンパ球が入ってくると、抗ウイルス効果はもとより、プラークの除去、慢性炎症の改善が期待できます。

問題は、その健常なリンパ球が脳に入るのを阻む存在です。それはTreg（制御性T細胞）と呼ばれる免疫細胞で、ふだんは過剰な免疫応答を抑制するためのブレーキや、免疫の恒常性維持で重要な役割を果たしている細胞なのですが、それが暴走してしまった結果、「かけなくてもいいブレーキをかけてしまう」というわけなのです。

では、どうしたらTregの暴走を防ぎ、エングラム細胞を活性化することができるでしょうか。

方法としては、以下の3つが考えられます。

①Tregワクチンを用いた細胞培養によって、浄化リンパ球を患者さんに点滴してTregを追い出す

②抗Treg抗体で、Tregを除去する

③健常のリンパ球と、脳刺激性のある乳酸菌系ペプチドを一緒に使用する（リンパ球＋ペプチド療法）

こうした治療でTregを阻害することによって、脳へ輸送されるリンパ球が増え、脳の炎症とプラークが減少します。さらにはエングラム細胞が活性化されるため、認知機能の強化などが期待できるのです。

section 4

脳内の抗酸化を進めて認知症を未然に防ぐ

認知症には解熱剤がいい？

脳内の「慢性炎症」や「酸化」は、脳に大きなダメージを与えます。

以前は、「アスピリンやバファリンといった解熱鎮痛剤を服用している人はアルツハイマー型認知症になりにくい」などといわれていました。

どれくらいの効力があるかは定かではありませんが、この説に関しては、あながち嘘ではないだろうと私は思っています。

というのも、これらの薬は、いわゆる「抗炎症薬」（非ステロイド性）だからです。

抗炎症薬には、ステロイド性と非ステロイド性があり、前者は目に見えて炎症を抑えますが、副作用のリスクが高いというデメリットがあります。

一方、後者は、前者のように劇的に効くということはありませんが、副作用も比較的少ないと言えます。そのため、抗認知症的な用法を探る場合は、こちらが選択されています。

炎症の原因となる物質に「PGE2（プロスタグランジンE2）」という生理活性物質があります。

このPGE2は、がんの成長因子でもあるのですが、それと同時に、痛みや発熱を起こす原因物質でもあります。

PGE2の合成には4つの段階がありますが、そのひとつ目のプロセスで重要なのが、「COX（コックス）」という酵素です。

COXには、COX-1とCOX-2があり、COX-1は全身の組織に広く分布し、種々の刺激に誘導されることはありません

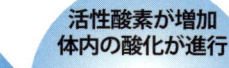

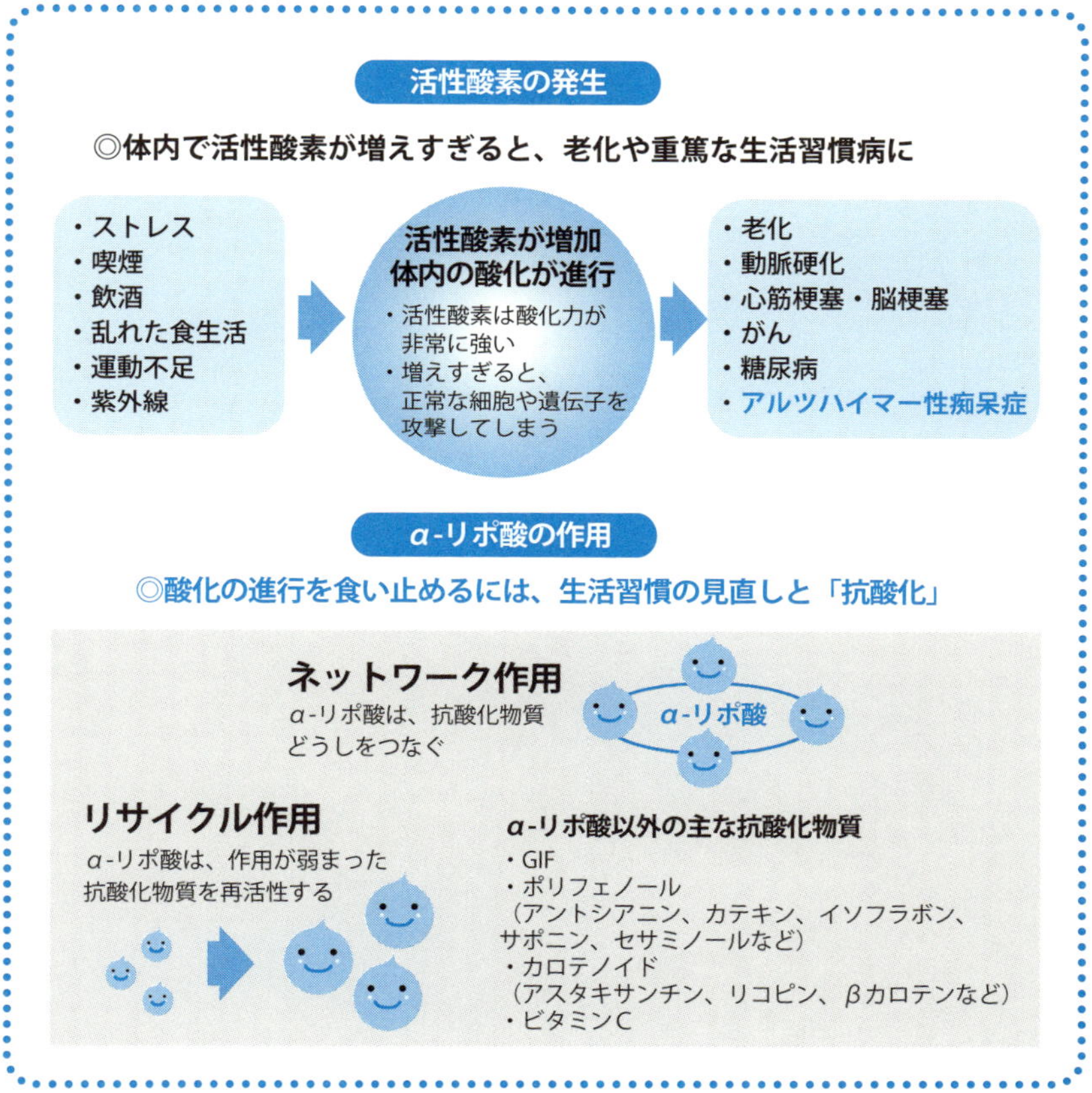

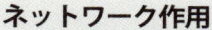

・乱れた食生活

体内の酸化が進行
・活性酸素は酸化力が非常に強い
・増えすぎると、正常な細胞や遺伝子を攻撃してしまう

・心筋梗塞・脳梗塞

α-リポ酸の作用

ネットワーク作用
α-リポ酸は、抗酸化物質どうしをつなぐ

α-リポ酸は、作用が弱まった抗酸化物質を再活性する

が、COX-2は炎症組織において発現が誘導されます。

　このCOX-2をブロックするのが、鎮痛剤＝抗炎症薬なのです。抗炎症薬で脳の炎症が抑えられれば、アルツハイマー病も抑えられる可能性があるというわけです。

炎症を起こす「ミクログリア」

「ミクログリア」と呼ばれる免疫細胞が脳に炎症を引き起こすことが、最近、明らかになりました。

　ミクログリアは、白血球の代わりに脳を守る働きをするとされており、腫瘍細胞や細菌を殺し、死んでしまったニューロンを掃除する役割も果たしています。私たちにとって、なくてはならない存在です。

ところが、アルツハイマー病患者の場合、このミクログリアが暴走し、正常なニューロンまで殺してしまうことがあります。

ですから、暴走したミクログリアの活動を抑えることで、脳の炎症を防ぐことができるわけです。

ミクログリアの活動を抑える薬の開発は、すでに進められています。アルツハイマー病の症状を示したマウスの実験では、脳の炎症が抑えられ、記憶障害の進行を食い止めることができたと発表されています。

活性酸素の除去が根本的な解決策

同じ年齢でも、若々しい人もいれば、老けて見える人もいます。老化の度合いは、人によってずいぶん違うものです。

なぜ、そんなに差があるのでしょうか?

その疑問に答えるキーワードが「活性酸素」です。

体内で活性酸素が発生すると、体はどんどん酸化して、老化が促進されてしまいます。生活習慣病をはじめ、さまざまな疾患の原因の一つがこの活性酸素だということは、ほぼ定説になっています。

そして、ここが重要なポイントなのですが、活性酸素による酸化の現象は、脳でも同じように起きているのです。

脳内が酸化すれば、当然、ニューロンがダメージを受け、脳の機能は低下していきます。

先述のように、アルツハイマー病の原因として、アミロイド仮説があります。すなわち、アミロイドβの蓄積とタウの蓄積が、ニューロンの死滅につながるというものです。

これが真の原因かどうかは、今後の研究の進展を待たなくてはなりませんが、確実にいえるのは、「アルツハイマー病患者の脳の中にはこうした特徴が見られる」という点です。

さらに、アルツハイマー病に特有のアミロイドβが増える原因は、「リポフスチン」という物質が脳の中にたくさん出現することと関係があると判明しています。リポフスチンは、脳内の脂質が異常に酸化した結果できるものです。

脳の生理的活動の中でつくられるアミロイドβは、活性酸素を産生して脳のニューロンを殺すのではないかと考えられるのです。

したがって、活性酸素の発生を抑えることで、アルツハイマー病の可能性は、減少するということができます。

抗酸化物質を積極的に摂ろう

東京老人総合研究所の実験では、ニューロンを維持する働きをもつ「GIF」という成長因子をネズミのニューロンに投与したところ、ニューロンの死滅の割合が40%から15%に減ったそうです。

これはGIFに活性酸素を捕獲する力があるため、アミロイドβが出す活性酸素が抑制された結果であると考えられます。

GIFのような、活性酸素を抑える物質は、ほかにもあります。

α‐リポ酸もその一つです。

α‐リポ酸は、「自らが強力な抗酸化物質である」ことに加え、「ほかの抗酸化物質をリサイクルさせる」働きがあります。

また、α‐リポ酸には、糖代謝を助ける働きもあります。脳は、糖代謝でエネルギーを得ていますから、脳のエネルギー産生も上昇し、集中力を高めることにもなります。

そのほか、ポリフェノール（アントシアニン、カテキン、イソフラボン、サポニン、セサミノールなど）や、カロテノイド（アスタキサンチン、リコピン、βカロテンなど）、ビタミンCなども、強力な抗酸化物質です。

section 5

脳を洗浄！人生が好転「ブレインスパーク」

脳をうるおす「脳脊髄液」

脳脊髄液が正常に循環しているかどうかは、脳に大きな影響を与えます。

脳脊髄液とは、脳と脊髄（背骨の中にある太い神経の束）、そしてそれらを包んでいる硬膜の間を満たす無色透明な液体です。脳の中の空洞（脳室）でつくられ、脳の表面にあるクモ膜顆粒で吸収されて、静脈へ行きます。

その役割は、まだすべてが明らかにはなっていませんが、主に脳内の老廃物を排泄するデトックス作用や、水分含有量を調節し、脳の形を保つ働きがあると考えられています。

脳脊髄液の循環が悪くなると、脳のデトックスが十分に行われなくなるため、脳が汚染された状態になってしまいます。すると、脳の活動にさまざまな面で支障をきたしてしまいます。

具体的には、脳炎や脳浮腫（脳のむくみ）を引き起こすリスクが高くなりますし、アルツハイマー病と関係が深いアミロイドβなどのプラークが溜まりやすくなってしまいます。

脳浮腫の恐ろしいリスク

「脳浮腫」は、脳組織に正常の範囲を超えた量の水分が溜まり、脳が腫れてしまう状態です。

原因となるのは脳脊髄液の循環悪化だけでなく、脳炎や脳梗塞、脳腫瘍、脳出血などが挙げられますし、高血圧によって、血管の壁の機能が低下すると起きる場合もあります。

脳浮腫の怖いところは、ほかの

ブレインスパークの刺激

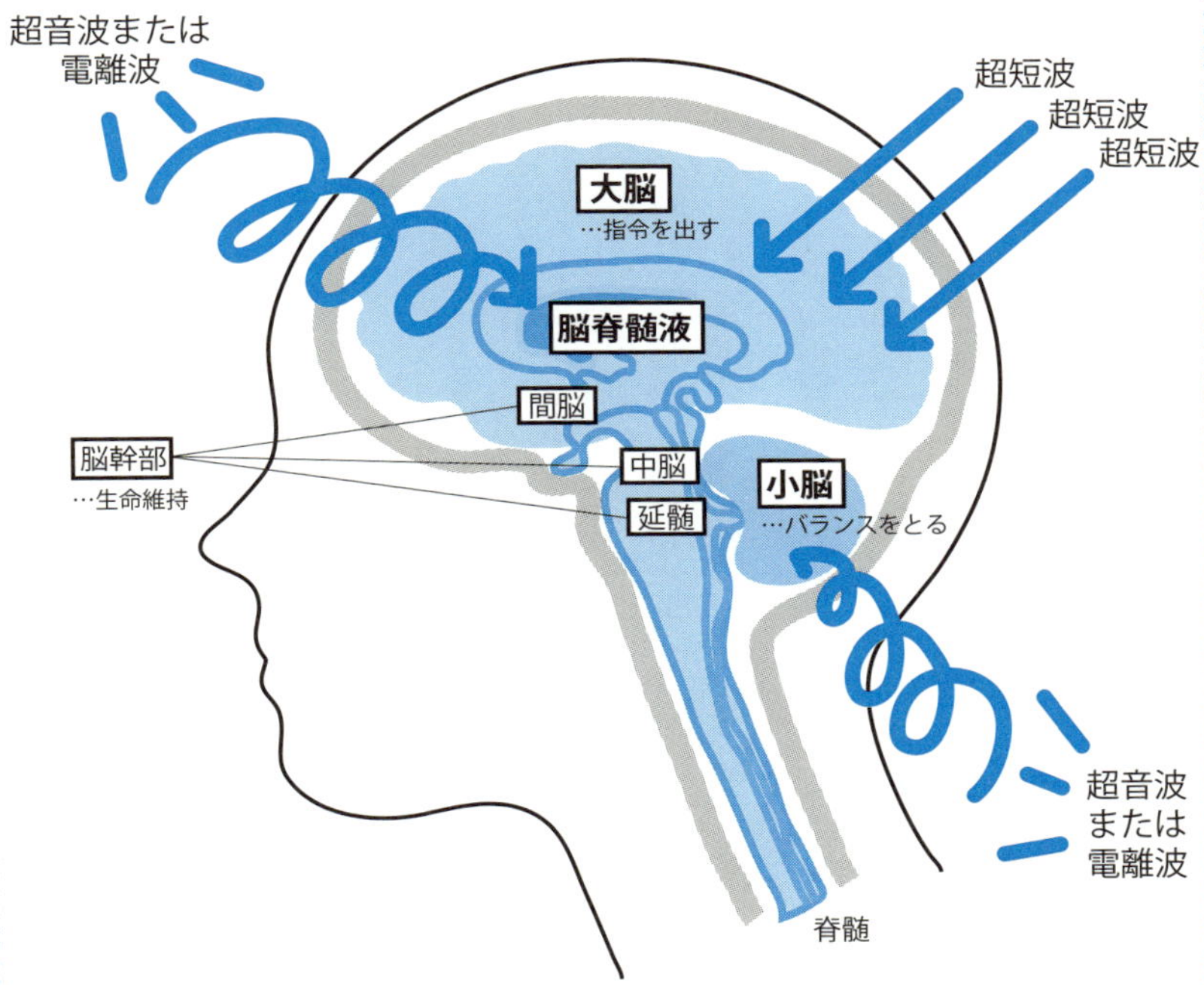

部位にできる浮腫よりも重症化しやすく、死に至ることもあるという点です。

脳浮腫に関連する症状が「脳ヘルニア」です。

脳は、正常な状態では頭蓋骨の中にぴったり納まっていますが、脳ヘルニアの場合、頭蓋骨から飛び出してしまいます。脳が腫れて、頭蓋骨に納まりきれなくなり、脳の一部が飛び出してしまうのです。

脳が飛び出る場所は、大後頭口という、頭蓋骨に開いた直径3センチほどの穴です。脳のどの部分に浮腫が起きたとしても、この大後頭からところてん式に脳が押し出されて、脳ヘルニアになる危険があります。

脳内の流れ改善①：超短波

　こうした「脳浮腫→脳ヘルニア」のリスクを取り除くには、脳脊髄液の流れを良くして、汚染された脳をきれいに清掃することです。

　それによって脳自体も活性化されるので、症状の予防と同時に脳力を上げることができます。

　具体的な方法としては、超短波や超音波、酸素による脳内深部への刺激があります。頭痛などが伴うときは、脳圧を下げるグリセオールなどの薬を少量使うこともあります。

　超短波は、電離波で電気的に起こした振動で、電離波は放射線（ガンマ線、X線など）、光（紫外線、可視光線、赤外線など）、電波（テレビ放送、ラジオ放送など）に分けられます。

　超短波治療器は、周波数約27ヘルツの超短波エネルギーを発生させます。そのエネルギーが生体内に分子の回転運動や電流を起こします。すると、分子どうしがお互いに衝突して熱を発生させ、ニューロンの活性化や脳内の血流改善が見られるのです。

脳内の流れ改善②：超音波

　空気が振動すると「音」になりますが、その振動のサイクル＝周波数が速すぎて、人間の耳には聞こえない音があります。それが超音波です。

　超音波は、ぶつかる相手の材質によっては通り抜けたり、跳ね返ったりする性質があります。超音波治療器は、その性質を治療に利用したものです。

　超音波は頭蓋骨を通り抜けるため、脳の深部組織まで達し、ニューロンを刺激することができます。ニューロンの働きが活発になると、血流量が増加し、脳全体が活性化します。

　近年は、アルツハイマー病の予防のために超音波を利用する人も増えているようです。

ちなみに、超音波のもつ、そのほかの作用として、化学反応促進、生理活性化作用、浸透作用、血栓溶解作用、薬剤の浸透、増感作用などがあげられます。

超短波、超音波の刺激を適宜組み合わせ、脳から脳脊髄路全体の流れを活性化する「流れ改善」の最適な方法が「ブレインスパーク」です。これは、当院でも人気のメニューとなっています。

脳は驚くほど燃費が悪い臓器

さて、脳の大好物は「ブドウ糖」と「酸素」です。

脳は、体のどの臓器よりも多くのエネルギーを消費しますが、エネルギー源となるのは、通常はブドウ糖のみです。安静にしていても1日に120グラム、1時間に5グラムのブドウ糖を消費するといいますから、驚くべき臓器です。

しかも、ブドウ糖は少量しか貯蔵できず、常に補給しなければなりません。脳が消費するエネルギーを安定的に供給するには、血液1デシリットル当たり約100ミリグラムの血中ブドウ糖濃度をキープする必要があります。

もうひとつの大好物である酸素も、脳が最大の消費をしています。体重の2%ほどの重量しかない脳ですが、その消費量は体全体の約25%にもおよびます。

脳細胞が正常に活動するためには大量の酸素が必要ですが、栄養素とは異なり、酸素は貯めておくことができません。酸素も、常に補給していなければなりません。

もし脳への酸素供給が途絶えると、私たちは数秒で意識がなくなり、3~5分以上途絶えた場合はその後また酸素が供給されるようになっても、脳細胞に大きなダメージが残ってしまいます。

逆に、脳に酸素が豊富にあると、脳は活性化します。ブレインスパークで脳を刺激するときも、酸素を吸入しながら行うと、さらに効果がアップします。

section 6

VRを活用して「記憶の好循環」を創造

VRは行動療法と相性がいい

記憶を「操作」して前向きに生きることは、成功脳をつくるうえで重要なポイントになります。

具体的な方法としては、「VR行動療法」や「D-サイクロセリン」の使用などがあり、これらを併用することもできます。

行動療法は、行動理論と学習理論にもとづいて行われる心理療法の1つで、行動そのものを治療の対象としています。

Aさんが乗り物恐怖症だったとすると、乗り物に乗れないという行動そのものを問題とし、実際に乗れるように指導していきます。

つまり、行動療法では、乗り物恐怖症はAさんの素質ではなく、Aさんが後天的に学習したものと考えるのです。そして、学習の原理によって適切に「学習しなおす」ことが治療方針になります。

VR行動療法は、この学習のし直しにVRを利用するものです。

抗生物質の併用も

D-サイクロセリンは、行動療法の有効性を向上させる抗生物質の一種で、記憶や学習に関わる「NMDA受容体」の作用を強めます。

この薬は、最初は結核の治療に使われていました。最近では、抑鬱症、統合失調症、強迫性障害、PTSD（心的外傷後ストレス障害）の症状緩和といった、精神医学での活用が注目されています。

米国では、PTSDに苦しむ兵士の数が2011年時点で少なくとも25万人に達していました。国防総省が試した治療法は、どれもうまくいかなかったそうです。

その打開策として、PTSDに

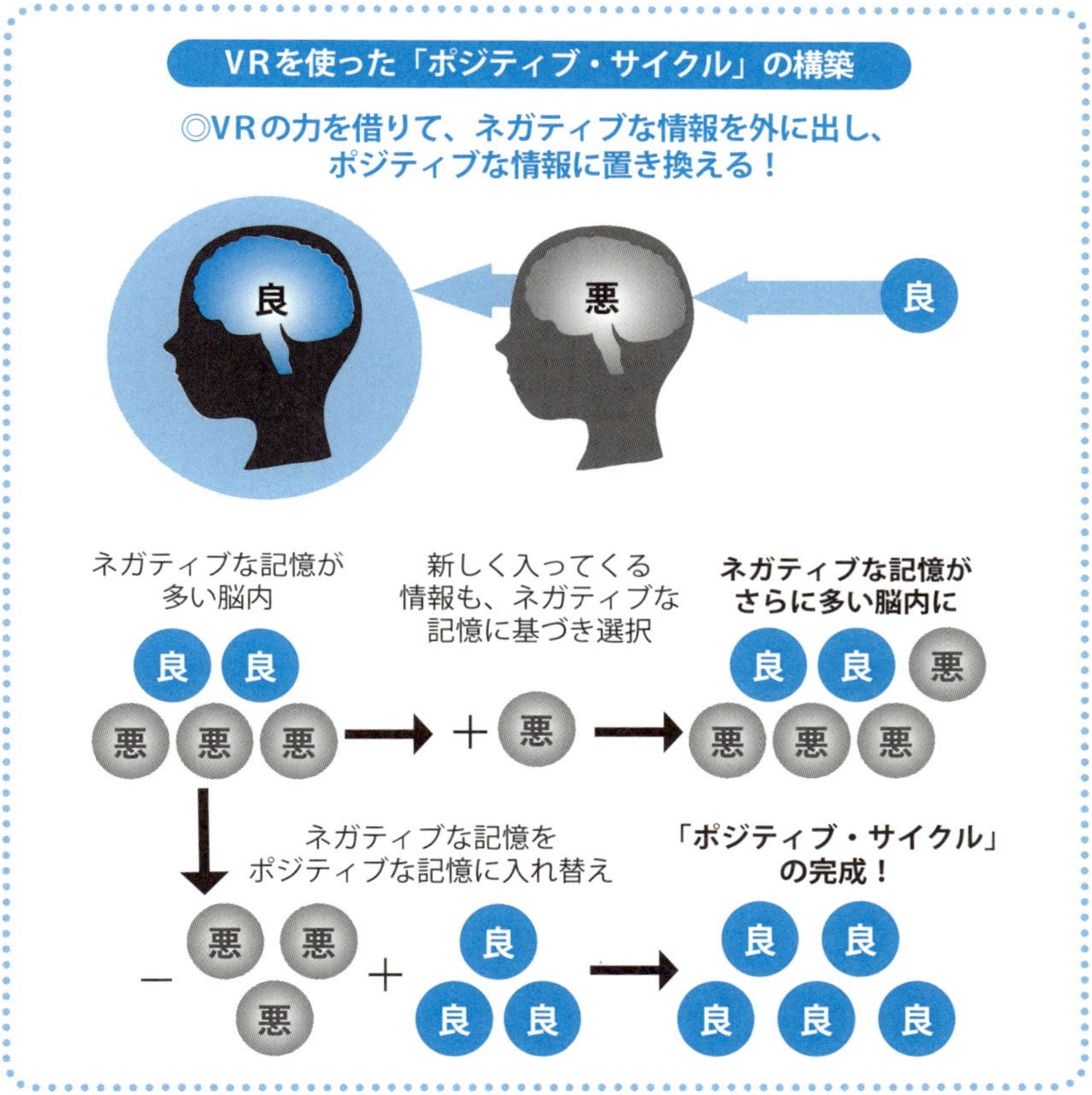
VRを使った「ポジティブ・サイクル」の構築
◎VRの力を借りて、ネガティブな情報を外に出し、
ポジティブな情報に置き換える！
良
悪
良
ネガティブな記憶が
多い脳内
新しく入ってくる
情報も、ネガティブな
記憶に基づき選択
ネガティブな記憶が
さらに多い脳内に
良 良
悪 悪 悪
＋ 悪
良 良 悪
悪 悪 悪
ネガティブな記憶を
ポジティブな記憶に入れ替え
「ポジティブ・サイクル」
の完成！
− 悪 悪
悪
＋ 良
良 良
良 良
良 良 良

対するD‐サイクロセリンの有効性の研究が開始されています。

VRを使った「曝露《ばくろ》療法」

欧米では、VRを使った曝露療法が一般的になりつつあります。

曝露療法とは、行動療法の中心となる治療で、「その人が不安や恐怖を抱いている対象物に、あえて触れさせる」というものです。

対象物に直面すると、一時的に強い不安や恐怖を経験しますが、最終的には安全な状態に落ち着いていきます。こうした心の動きを体験させるのが、曝露療法です。

英国ロンドン大学など、世界の主要大学の研究チームも、VRの技術を活用して、うつ病や恐怖症などの患者に対して曝露療法を試みています。

研究者たちが注目しているのは、やはり、行動療法へのVRの応用だといいます。ロンドン大学研究チームの説明は、以下のようなものです。

まず、男性恐怖症の患者に、VRを使って、恐怖心を抱いた時点に戻ってもらい、VRの中にいる男性を遠くから見てもらいます。

医師は、患者へ話を聞き、患者が徐々に恐怖心を克服していくように援助します。VRの中で、男性との距離を縮めていくように仕向けるのです。

そして、患者が許容する範囲でVRの中の男性の数を増やしていくことで、最終的に恐怖症を治すことができるとのことです。

また、米国エモリー大学の研究チームは、PTSD、高所恐怖症、強迫性障害の患者に対し、こうしたVRでの行動療法と、先述の抗生物質D‐サイクロセリンとの併用を、すでに試みているということです。

VRでポジティブ・サイクル

私が提案する「VR行動療法」は、VRによって、トラウマや苦手なことを勇気をもって克服する「成功体験」を積み重ねることを目的としています。

いい経験をすると、いい夢を見て、それが記憶として定着します。

しかし、残念ながら、私たちの経験のすべてが「いい経験」というわけではありません。

ですから、VRを使って「記憶を入れ替えましょう」ということなのです。自分のもっている記憶のパイを、いい成功体験に置き替えてしまうのです。

Aさんの脳の中には、ネガティブな記憶がたくさんあるとします。

すると、Aさんの脳は、次から次へと入ってくるさまざまな情報の中から、再びネガティブな情報を選択してしまうのです。当然、脳の中はさらにネガティブな記憶が増えてしまい、その結果、発想力の低下につながってしまいます。これは、悪循環の最たるものです。

自分がもっているネガティブな情報を外に出して、ポジティブな情報に置き換えることで、この悪循環をすっぱりと断つことが大事なのです。

ポジティブな記憶がいっぱいの脳は、ポジティブな情報をどんどん増やしていきますから、脳力・発想力が面白いようにアップしていくのです。

「成功する脳」の正体とＶＲ

「成功する脳」とは、簡単にいうと、「成功体験を積み重ねるのが上手な脳」です。

成功体験を積み重ねて、神経伝達物質であるドーパミンを出すことが、成功脳になるための大きなきっかけだということもできるでしょう。

また、成功脳は「自分で目標を創造的につくることのできる脳」でもあります。他人に命令されたり、押しつけられた目標では、成功脳をつくり出すことはできません。

成功脳になるためには、日々のちょっとした意識や習慣を変えることが大事です。それによって、新しい脳回路を強化することができるからです。

しかし、それだけでは、なかなか自分の「脳のクセ」を直すことはできません。

そこで、ＶＲの出番です。

記憶に関係するニューロンのネットワークの中では、ポジティブな記憶とネガティブな記憶が競合していると考えられますが、ＶＲでポジティブな記憶を増やせば、脳はポジティブな感情で満たされ、知らず知らずのうちに成功脳に近づいていくのです。

section 7

実在するが注意は必要「頭のよくなる薬」

「便利なクスリ」にご注意を

なにかと世間を騒がせている「スマートドラッグ」。

いわゆる「頭のよくなる薬」「頭をよくする薬」のことで、頭がスッキリして集中力が高まるとされています。

広義のスマートドラッグは、医薬品だけでなく、栄養素を含んだサプリメント、健康食品も指しています。その大半は、単なる栄養素や植物成分で、一般用医薬品としてドラッグストアなどで買うことができます。

一部のスマートドラッグは、医師の処方箋が必要な医薬品です。認知学習障害、アルツハイマー病、パーキンソン病の治療や、低酸素症を防ぐ目的で使われています。

これらの医療用医薬品は、さまざまな用途に応用できるため、インターネット上でも大規模な売買が行われているようです。

こうしたスマートドラッグには、脳の神経伝達物質や酵素、ホルモンなどの神経化学物質の供給を増やす、酸素の供給量をアップさせる、神経の成長を促進させ流などといった働きがあるため、使い方によっては、たしかに効果があるでしょう。

ただし、ここで私がみなさんに、くれぐれも申し上げておきたいのは、スマートドラッグを使用する際は、個人の判断でするのではなく、「きちんとした医療機関の指導のもと」「合法的に」使っていただきたいということです。

「よさそうだと思ってネットで購入して使用したら、覚醒剤取締法に抵触してしまった」などとい

スマートドラッグの注意点

・きちんとした医療機関の指導のもとで使用する
・合法的に使用する
（外国では合法、日本では非合法の薬物も多い）
・重篤な副作用が起きるリスクを認識する
（イライラや吐き気から、覚せい剤のような症状まで）

「正しく」「賢く」
使えば……

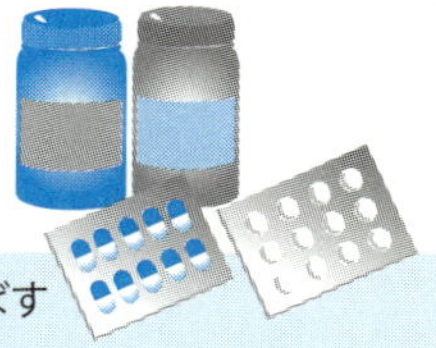

・記憶、認知、集中、学習機能のアップ、持続時間を伸ばす
（コリン作用性のドラッグ）
・覚醒感、抗うつ、情緒不安定の改善（ドーパミン作用性のドラッグ）
・リラックス、安眠（セロトニン作用性のドラッグ）
・集中力や判断力、記憶力など、脳のパフォーマンス向上
（抗うつや精神安定、抗ストレス能力を高めるドラッグ）
・脳のエネルギーレベルを上げる（脳の栄養や、酸素供給を改善するドラッグ）
・記憶力の強化、刺激防壁、ＡＤＤ／ＡＤＨＤ（注意欠陥・多動性障害）の改善
（頭の回転、集中力、スタミナを増強するドラッグ）
・認知症や失読症、うつ病の改善
（記憶力の改善と学習能力向上の働きがあるとされるドラッグ）
・脳の血流を回復させ、海馬を死滅から守る
（神経の成長促進、脳細胞の保護作用のあるドラッグ）

うことも、可能性としてはあるのです。

以前、全米の大学生に大流行した「アンフェタミン」というスマートドラッグは、日本では覚せい剤に指定された「禁止薬物」です。

また、重篤な副作用が出現する可能性もあります。なかには、イライラしたり、吐き気がしたり、覚せい剤と同じ症状が出るものさえあります。

そんな取り返しのつかない事態を起こさないためにも、必ず医療機関で相談してください。

スマートドラッグの種類

スマートドラッグには、いくつ

か種類があります。

- ・神経伝達物質を調整するもの
- ・抗うつや精神安定、抗ストレス能力を高めるといった作用をするもの（天然ハーブのアダプトゲンに似た作用のもの）
- ・脳の栄養や、酸素供給を改善するもの
- ・頭の回転、集中力、スタミナを増強するもの
- ・記憶力の改善と学習能力向上の働きがあるとされるもの
- ・神経の成長促進、脳細胞の保護作用のあるもの
- ・向知性効果を意図した娯楽のための麻薬

ちなみに、「娯楽のための麻薬」とは、日本においては覚せい剤に指定されているものや、法律（麻薬及び向精神薬取締法）による規制薬物などがこれに当たります。

神経伝達物質に関連するもの

神経伝達物質を調整するスマートドラッグには、「コリン作用性」のもの、「ドーパミン作用性」のもの、「セロトニン作用性」のものがあります。

コリン作用性のスマートドラッグは、アセチルコリンという神経伝達物質や、アセチルコリンを使う神経系の構成要素に影響を与えます。

アセチルコリンは、記憶、認知、集中、学習機能への働きがあります。ドラッグの使用効率を高めることで、これらの機能をアップさせたり、持続時間を延ばしたりすることができる可能性があります。

ドーパミン作用性のスマートドラッグは、ドーパミンや、ドーパミンを使う神経系の構成要素に影響を与えます。ドーパミン前駆体や補因子、ドーパミン再取り込み阻害剤があげられます。

覚醒感を生じさせる、抗うつ作用、情緒不安定の改善などの有効作用があるとされています。

セロトニン作用性スマートドラッグは、セロトニンや、セロト

ニンを使う神経系の構成要素に影響を与える物質で、リラックス作用や安眠作用があるとされます。

そのほかのスマートドラッグ

ほかのスマートドラッグも見てみましょう。

抗うつ、精神安定、アダプトゲン的な働きをするスマートドラッグは、集中力や判断力、記憶力など、脳のパフォーマンスが明らかに上がります。

脳の栄養や酸素供給を改善するアセチルカルニチンとα-リポ酸には相乗作用があります。体内のエネルギー源となるＡＴＰ産生に深く関わっており、脳のエネルギーレベルを上げます。

また、クレアチンやイノシトールも、脳のエネルギーレベルを上げます。ビリチノールという薬は、脳の酸素とブドウ糖の取り込みを促進します。

頭の回転、集中力、スタミナを増強するスマートドラッグは、記憶力の強化と刺激防壁作用があるほか、ＡＤＤ／ＡＤＨＤ（注意欠陥・多動性障害）治療などにも使われることがあります。その作用から、中枢神経刺激薬と呼ばれることもあります。

記憶力の改善と学習能力向上の働きがあるとされるスマートドラッグは、脳のエネルギーや酸素の供給、神経成長刺激や神経保護などによって脳の働きを改善することから、大きな効果が期待されているものです。なかには、認知症や失読症、うつ病などに対しても有効とされるものもあります。

神経の成長促進、脳細胞の保護作用のあるスマートドラッグには、ホスファチジルセリンのように、ストレスホルモンの濃度を下げて脳の血流を回復させ、海馬を死滅から守る作用のあるものがあります。

section 8

心と体のバランスを東洋医学で支える

健康のトライアングル

私たちの健康は、精神と肉体が密接に関係しあうことで支えられています。

単純な表現をすれば、精神が「元気」だと感じると、精神は体に「動きなさい」という指令を出します。体はそれに応えて、精神にフィードバックします。これが健康な状態です。

私たちは、不安や恐怖に襲われると、心臓がドキドキしたり、冷や汗が出たりします。興奮すると血圧が上がったりもします。病気になれば、憂鬱な気分になって、落ち込んだりもします。これも、心（精神）と体が切っても切れない関係だからといえるでしょう。

近年、この心と体の関係について、生物学的なアプローチによる解明がなされています。

それは「健康のトライアングル」という視点です。すなわち、脳内も含めて、体の中では、「自律神経」「内分泌系（ホルモン系）」「免疫系」が複雑にクロストークしながら、心と体の関係を調節しているという考え方です。

自律神経は、内臓の働きや代謝、体温調節などをコントロールする神経です。心と体の状態を活発にする交感神経と、心と体を休ませる副交感神経が、うまくバランスをとりながら活動しているおかげで、私たちの健康は保たれます。

ホルモンは、ホメオスタシス（恒常性）を維持するために必要不可欠なものです。

私たちの体の中は、いつも一定の状態に保たれています。これがホメオスタシスで、ホルモンは、

健康のトライアングル

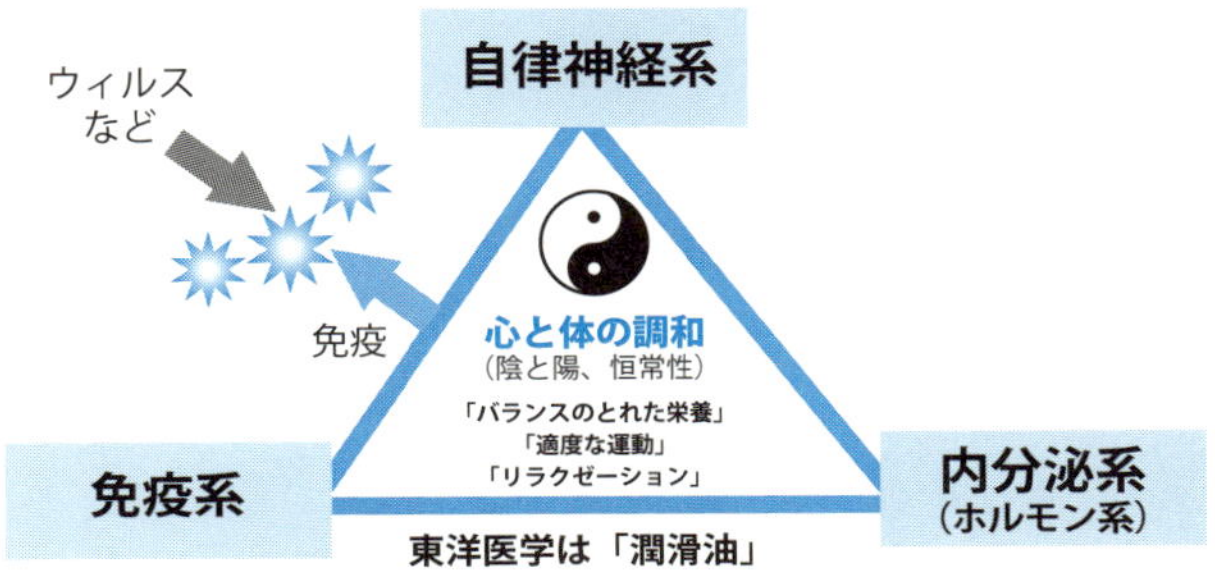
自律神経系
ウィルスなど
免疫
心と体の調和
(陰と陽、恒常性)
「バランスのとれた栄養」
「適度な運動」
「リラクゼーション」
免疫系
内分泌系
(ホルモン系)
東洋医学は「潤滑油」

脳力アップに効くツボ4選

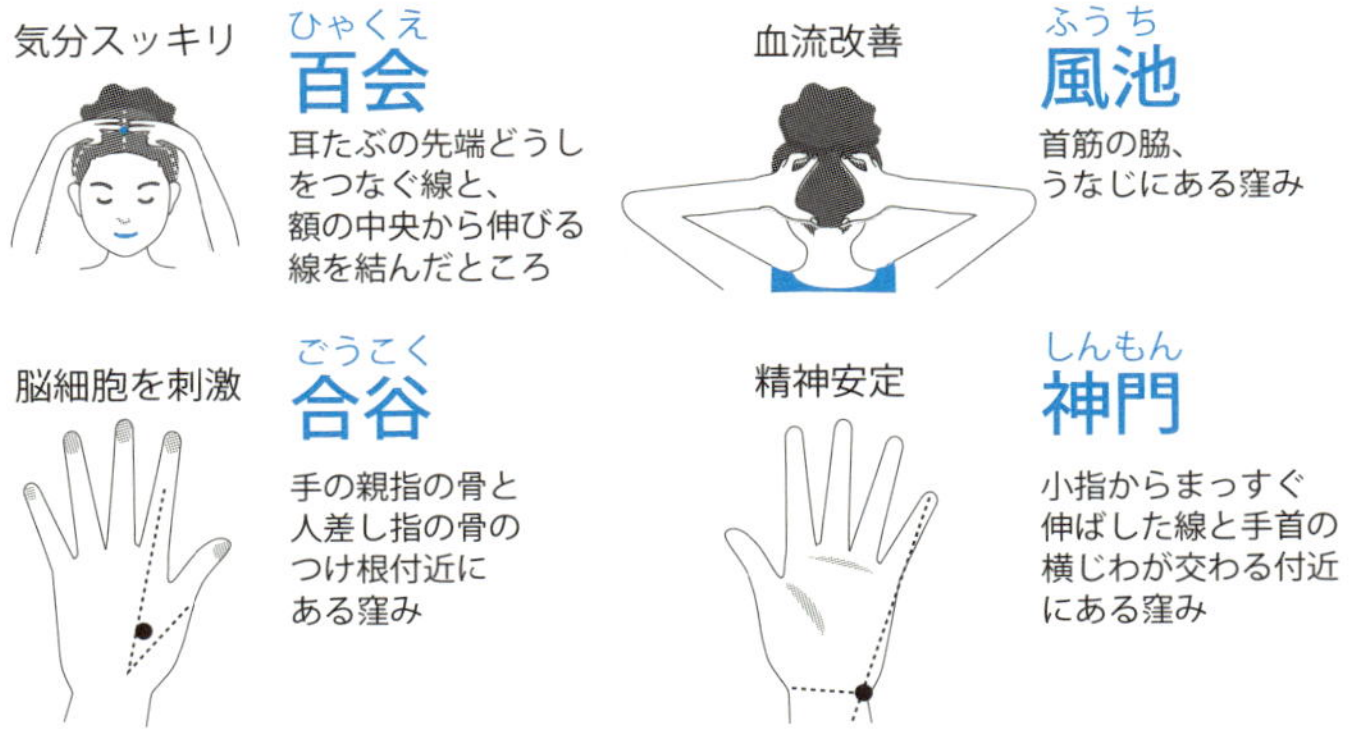
気分スッキリ
百会《ひゃくえ》
耳たぶの先端どうしをつなぐ線と、額の中央から伸びる線を結んだところ
血流改善
風池《ふうち》
首筋の脇、うなじにある窪み
脳細胞を刺激
合谷《ごうこく》
手の親指の骨と人差し指の骨のつけ根付近にある窪み
精神安定
神門《しんもん》
小指からまっすぐ伸ばした線と手首の横じわが交わる付近にある窪み

ホメオスタシスの維持ができない事態になると、神経系と協力して、体内をもとの状態に戻そうとします。

免疫は、自分の体と異なるもの（非自己）が体内に侵入してきたときに、これに反応して排除しようとするしくみです。

脳を中心に考えた場合、抵抗力としては、抗ウイルスによって、ウイルス性の脳炎を防ぐことがあげられます。脳のデトックスということでいえば、プラークを除去する働きがあげられます。

東洋医学の導入でバランスをとる

この健康トライアングルのバラ

ンスをうまく保つには、

・バランスのとれた栄養
・適度な運動
・リラクゼーション（睡眠を含む）

の3つが重要です。

そして、さらに私は、東洋医学（中医学）を、この健康トライアングルの「潤滑油」として捉えています。

中国古代の思想には、「陰陽論《いんようろん》」という根本的な考え方があります。陰と陽がバランスよく調和することではじめて宇宙がうまく回るとするもので、東洋医学では健康もそのようにして考えます。

この「バランスがとれて調和している」という考え方を示すのが「気血水学説《きけつすいがくせつ》」です。これは「気」「血」「水」の3つのバランスが崩れると、人間は病気になるというものです。

「気」は、生命を維持するエネルギーです。

東洋医学では、気が足りないことを気虚《ききょ》、気弱《きじゃく》といい、体が疲れやすい、元気がない、やる気がない、免疫力が低下するなどの状態になります。

また、気が詰まっていることを気滞《きたい》といい、ストレスフル、イライラ、のぼせなどの状態です。

「血」は、血管内に存在する体液の総称で、血液をはじめ、栄養素、酸素、ホルモン、水などを含んだ概念です。

血が足りない状態を血虚《けっきょ》といい、冷え、めまい、心臓がドキドキする、生理不順などがこれにあたります。

血が詰まっている状態は瘀血《おけつ》といい、頭痛や生理痛などの痛みが出やすかったり、うつ、チアノーゼ、内出血などの状態になり、臓器に血が詰まると、心筋梗塞や脳卒中、子宮内膜症、がんなどの原因になるといわれています。

「水」は、血以外の体液の総称で、汗、尿、リンパ液、脳脊髄液、唾液、涙など、すべてが含まれます。

「水が足りない状態」は、陰虚《いんきょ》といって、皮膚がカサついたり、目や口の中が乾いてきます。

「水が詰まっている状態」は、痰湿、痰飲といって、リウマチ、むくみ、腎臓の機能低下、アトピーなどの状態になります。

気血水は、五臓六腑と経絡《けいらく》（脈）を流れていて、五臓は「肝」「心」「脾」「肺」「腎」の五つの臓器、六腑は「胆」「小腸」「胃」「大腸」「膀胱」「三焦《さんしょう》（リンパ系のこと）」を指します。

気血水と五臓六腑は深く関係しており、気血水のバランスが崩れると、五臓六腑の働きが乱れ、五臓六腑の働きが乱れると、気血水のバランスが崩れ、体は病気に傾いていくといわれます。

脳力アップに効くツボ

東洋医学の治療法、病気の予防法、健康法には鍼、温灸、漢方薬などがありますが、自分でできる簡単な方法が「ツボ押し」です。

最後に、「頭が良くなるツボ、記憶力が良くなるツボ」をご紹介しましょう。

百会《ひゃくえ》

・効果…脳を活性化、頭痛、自律神経を整える、めまいなど
・指で押す。ブラシでトントンする。爪楊枝の丸いほうで押す

風池《ふうち》

・効果…脳の血流をよくする、頭痛、肩こり、など
・両方の親指で、押し込むように指圧する

合谷《ごうこく》

・効果…脳細胞を刺激、肩こり、頭痛など
・反対の手の親指で指圧する。親指を立てて小指の方向へ向かって指圧すると、より効果的

神門《しんもん》

・効果…不眠、健忘、イライラ感など
・親指をツボにあて、残りの指で手首をつかみ、押す

あとがき

ニューロデザインが見違える「成功脳」をつくる

星野 泰三

私たちの脳は、視覚、聴覚、味覚、嗅覚、触覚といった五感から情報を得ています。これらの情報は、大脳皮質の感覚野に送られて処理された後、海馬に集められ、整理・統合され、一つのエピソードや意味として、一定の期間、記憶されます。そして、海馬はその間に、その記憶が長期間保存しておくべきか、あるいは、ある程度の期間保存すれば消去してもいいものか、などを選別します。

しかし、驚くべきことは、その記憶自体は、実際に起こったことが10％、あとの90％は、その人自身の考えや経験、環境によって決まるものだということです。

成功脳と失敗脳の大きな違いは、前者が成功体験をたくさん積み重ねているのに対して、後者は失敗体験や嫌な体験ばかりが記憶に残っていることです。この失敗脳の負のスパイラルから抜け出すためには、海馬の記憶をリニューアルさせること。つまり、記憶上の過去を変える、あるいは過去の出来事の見方や考え方、価値観を変えることです。前出の「90％」をプラスの体験に入れ替えるというわけです。10％の出来事自体は、自分で選ぶことも、変えることもできませんが、ＶＲ（バーチャルリアリティ）など、想像（錯覚）というプロセスを使えば、出来事の意味は変えることができるのです。20年前に体験したことも、実際に起こったことの事実は変えられませんが、そのことが自分にとって良かったのか、悪かったのかということは、変えることができます。

脳は、今の現実をあまり見ておらず、過去の記憶でモノを見ています。

ですから、多くの人は過去の通りに行動し続け、自分を変えようとはしません。

しかし、本書を最後まで読んでくださった読者の皆さんはもうおわかりかと思いますが、脳を変えれば、新しい現実を築くことができるのです。私も実践しているブレインスパークやＶＲもその一助になると思います。

本書では、脳の活性化や脳力アップの方法などをお話ししてきましたが、その骨子は、脳のメディカルトレーニングをする中で、未来の自分にとって良いストーリーをつくり、良い記憶をつくること。そのためには、海馬と小脳の連携を中心に、大脳辺縁系（流動性知能、情動性知能）を原動力とすること。さらに、内臓を働かせて脳とつなげること、筋力も目一杯働かせて脳とつなげること。そして、それによって、洗練された大脳皮質を形成させることです。

脳の機能を理解し、脳のトレーニングの方法を最適化し、成功脳をつくること――これこそが、「ニューロデザイン」なのです。

あなたが本気でこれに取り組むなら、その先には、見たこともない新しい人生が広がっているはずです。

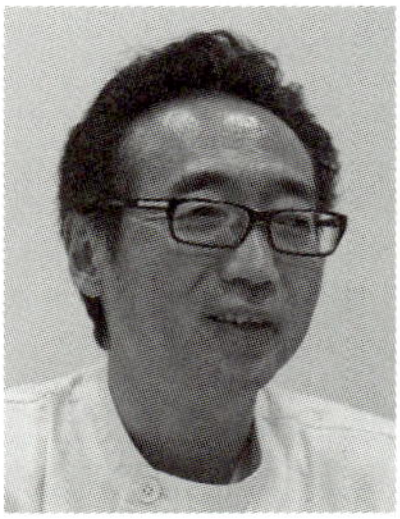

著者　星野 泰三（ほしの・たいぞう）

1988年、東京医科大学卒業。同大学院を経て、米国国立衛生研究所（NIH）でフェローシップを受ける。帰国後の2002年、細胞治療を専門とするプルミエールクリニックを開設。現在も同クリニック院長を務めるほか、統合医療ビレッジ理事長、一般社団法人統合医療専門学校理事長を兼務し、特にがん治療の最前線で活躍を続ける医学博士。

主な著書に『統合医療でガンを防ぐ、ガンを治す』（角川書店）、『スーパー免疫人間に生まれ変わる法』（講談社）、『樹状細胞＋ペプチドワクチン治療』（東邦出版）、『今からできるがんに克つ体の鍛え方』『新生ペプチドとビックリするがん免疫新薬の力』（以上、青月社）など多数。

医者が実践した　成功する脳のつくりかた
ー認知力・受験から発想力までー

発行日　2018年4月7日　第1刷
定　価　本体1300円＋税
著　者　星野泰三
発　行　株式会社青月社
〒101-0032　東京都千代田区岩本町3-2-1 共同ビル8階
TEL 03-6679-3496　FAX 03-5833-8664
印刷・製本　株式会社シナノ

ISBN978-4-8109-1318-7